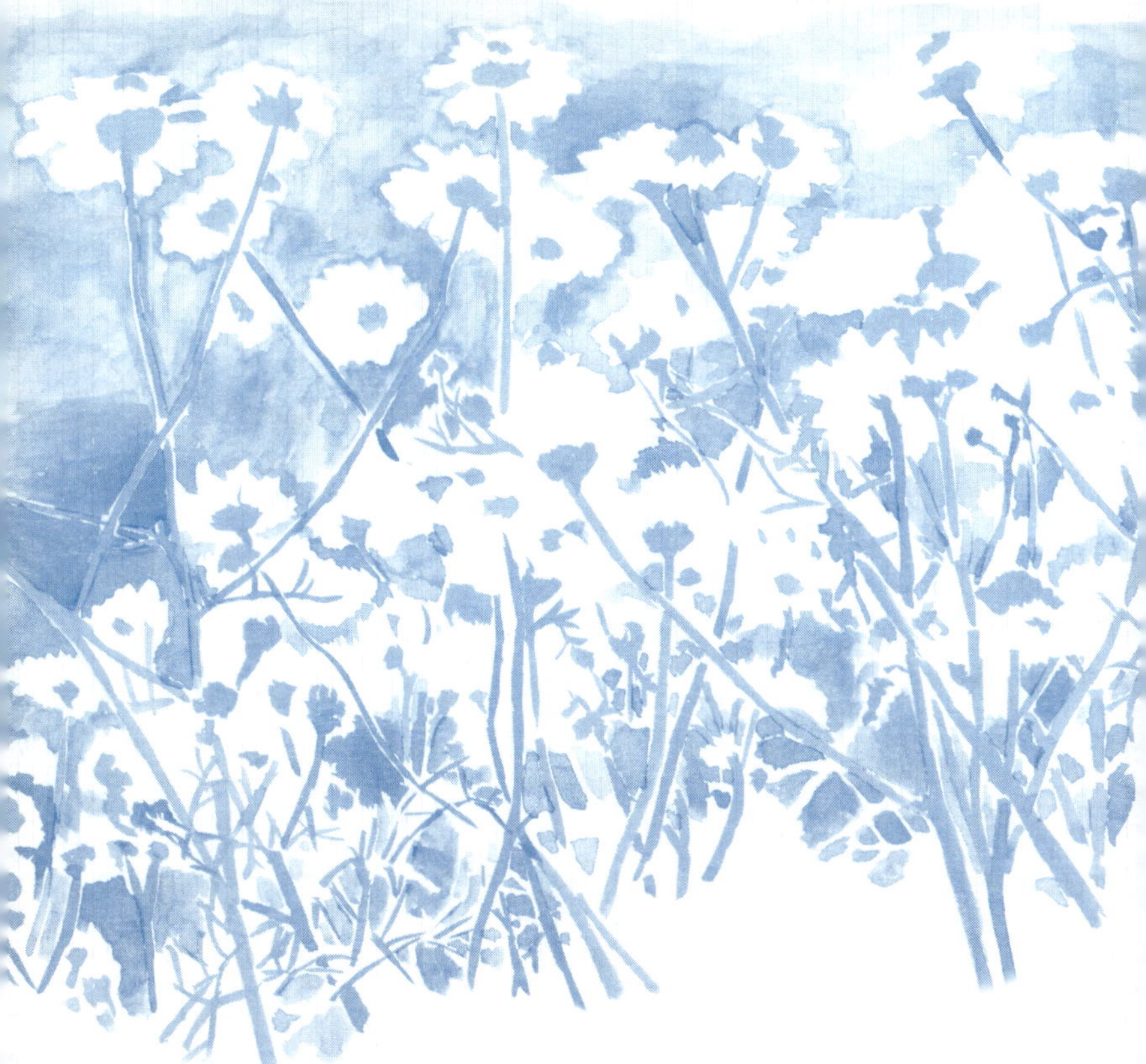

精神医療の現実

処方薬依存からの再生の物語

嶋田和子

萬書房

まえがき

精神医療の問題に関わりはじめて足かけ五年の歳月が流れた。きっかけは、知人から息子さんがある大きな精神科病院で薬漬けになっていることを聞かされたからである。通院すればするほど増えていく薬。しかし、一向に回復の兆しを見せない。それどころかどんどん悪くなっている……。

まさか、そんなことはないだろうと思った。病院で専門の医師が治療しているのだ。よくならないのはそれだけ息子さんの病状が「重い」からではないだろうか。当時私は、知人の話に半信半疑だったのだ。それでも半年間ほどは、時間を見つけては本を読んだり、ネットで情報を集めたりしてみた。それでもなお「本当なのか」の思いが拭いきれず、当事者の取材が必須と痛感したのである。

ブログ「精神医療の真実　聞かせてください、あなたの体験」を開設したのは二〇一〇年六月のことだった。

最初の一年間で五〇件ほどの体験談が寄せられた。しかし、それは年を追うごとに右肩上がりに増えつづけ、コメント欄に書き込まれた被害の話も含めると、現在どれほどの数になっているのか、私自身想像もつかない。

体験談のなかには、精神科病院への入院による被害もあれば、知人の息子さんのように、外来で医師の処方によって薬漬けにされるという被害もあった。

「薬漬け」は日本では精神科に限らず多くの診療科で指摘されていることだが、こと精神科においては、必要以上の薬の処方というだけでなく、その薬の性質上、依存の問題がある。向精神薬（八頁参照）の多くは、薬物依存の危険性があるのだ。

まさか、医師の出す薬で薬物依存に？　多くの人が抱く思いかもしれない。しかし、医師の処方する薬によって薬物依存になってしまう「処方薬依存」は現在、確実に増加の傾向にある。平成二五年の国立精神・神経医療研究センターの調査によると、平成一二年から二四年の一二年間で「精神科などで処方される向精神薬の服用で薬物依存症になった患者の割合は約2倍になった」というのだ（平成二五年五月八日産経ニュースwest）。

しかし、「薬物依存」と聞くと、世間一般では「薬物乱用」を連想し、「自己責任」という厳しい視線になりがちだ。確かにそうしたケースもあるにはあるが、多くの場合、この処方薬依存は乱用ではなく、患者が医師を信じて、医師の指示通りに薬を服用した結果の依存状態なのだ。

そして、この処方薬依存でとくに大きな問題となるのが、抗不安薬や睡眠薬のほとんどがあてはまる「ベンゾジアゼピン（以下、ベンゾと略す）」といわれる薬剤の依存である。

ベンゾの場合、医師が通常の臨床用量範囲内の薬を継続的に処方し、患者もその指示通りに服用した結果依存が形成され、薬を減らしたりやめたりすると離脱症状（一種の禁断症状のことで、退薬症状ともいう）が出るため、容易にやめることができなくなるという「常用量依存」（治療用量依存ともいう）がとくに問題となっている。

なぜなら、この「常用量依存」に理解のない医師が大勢いるからだ。ベンゾは「長期に飲んでも問題はない」「一生飲んでも安全な薬」と信じている医師が非常に多い。

したがって、患者が「常用量依存」による離脱症状を訴えても、医師はそれを離脱症状とは考えず、病気の再燃、あるいは新たな病気の出現と見なして、さらなる薬を処方する。

そうなると患者は負のスパイラルに陥ることになり、この状態から抜け出すのはアリ地獄から這い上がるほどに難しい。しかも多くの医師は、離脱症状への知識や理解がないのであるから、当然薬の減らし方も知らない。結局、切羽詰まった患者は独断で減薬に踏み切り、孤独のなか離脱症状と闘わざるをえない状況となる。私の元に寄せられる体験談の多くは、そうした苦しいなかから私のブログを発見し、コンタクトを求めてきた人たちによって伝えられたものだ。

また、「抗うつ薬や抗精神病薬に離脱症状はない」と主張する医師も多いが、体験談のなかには、その離脱症状で苦しんだという人たちの声がたくさん存在する。さらに、うつ病や統合失調症の場合、問題となるのは、多剤大量処方だ。同じ薬効の薬を複数またはカクテル処方（注・抗うつ薬、抗精神病薬、ベンゾなどの混ぜこぜ処方のこと）し、しかも一つ一つの薬を大量に処方することで、より「薬物依存状態」にしてしまうことになる。

医原病――医療がつくり出す病。処方薬依存はまさにこの「医原病」なのだ。

本書には、そうした医原病、処方薬依存に陥ってしまった人たちが何人も登場する。薬を減らすことを決めたものの、離脱症状に七転八倒する人。あまりの苦しさに再服薬を決意する人。長年続いた多剤大量処方のため減薬すらできない人。離脱症状を乗り越えて断薬に至る人……。

ただ、誤解してほしくないのは、この本は、「向精神薬は何がなんでもやめなければならない」と言っているわけではないということだ。実際、一気にやめるのはたいへん危険である。また、減薬・断薬にはかなりの苦痛が伴う（もちろん、離脱症状のほとんど出ない人もいるが）。その苦しさから、私に何度も何度も「死にたい」とメールを送ってくる人もいるくらいだ。実際、減薬中に自死を選ぶ人もいる。

私は「薬＝悪」ととらえているわけではないし、したがって、死ぬほどつらいと感じている人に、「何がなんでもやめなければならない」とは、決して思っていない。

そもそもの最初、もしかしたらあなたに薬は必要なかったかもしれない。しかし、飲みつづけてしまった薬をやめるのは、至難の業である。最初は必要なかった薬も、飲みつづけることで、必要とする体になってしまう。その意味で私は、薬を安易に（あまりに安易に）、大量に処方する精神科医の罪は決して軽くないと思っている。しかも、その後始末さえできないのだ。

もし、症状の改善がまったくないまま、薬の副作用に振り回されているだけだとしたら……。薬を飲みつづけるのも地獄なら、確かに減らしていくのも地獄である。しかし、同じ地獄なら、少しずつ減らしてみてはどうだろうかということだ。減薬、断薬することで、心身の状態がよくなっていくことも多い。そして、離脱症状のつらさの先に、人生を取り戻すことができた、と思える瞬間があるかもしれない。

本書に登場してくれた人たちは、離脱症状という苦しみを乗り越え、あるいはいまだその只中で闘いつづけながらも、自分の体験が少しでも他の人の役に立つならと、取材を快く引き受けてくれた人たちである。彼、彼女たちにこの場を借りてお礼を述べるとともに、せめて、彼、彼女たちが、精神医療で失うことになってしまった人生の時間を、取り戻せないにしても、その体験から何らかの益を引き出すことができるようにと願っている。

そして、本書が、これから減薬を試みる人たちに、小さいながらも、勇気と確信を与えるものとなることを。

二〇一四年一〇月

嶋田和子

本書に登場する薬（主に向精神薬）

日本での商品名	一般名≒成分名	分　類
アーテン	トリヘキシフェニジル	抗パーキンソン病薬
アキネトン	ビペリデン	抗パーキンソン病薬
アナフラニール	クロミプラミン	三環系抗うつ薬
アモキサン	アモキサピン	三環系抗うつ薬
アモバン	ゾピクロン	非ベンゾ系睡眠薬
ウィタミン	クロルプロマジン	定型抗精神病薬
エビリファイ	アリピプラゾール	非定型抗精神病薬（DSS）
グッドミン	ゾルピデム	ベンゾ系睡眠薬
クロザリル	クロザピン	抗精神病薬
コンサータ	メチルフェニデート	中枢神経刺激薬
コンスタン	アルプラゾラム	ベンゾ系抗不安薬
コントミン	クロルプロマジン	定型抗精神病薬
サイレース	フルニトラゼパム	ベンゾ系睡眠薬
サインバルタ	デュロキセチン	SSRI
ストラテラ	アトモキセチン	非中枢神経刺激薬
ジェイゾロフト	セルトラリン	SSRI
ジプレキサ	オランザピン	非定型抗精神病薬
セディール	タンドスピロン	非ベンゾ系抗不安薬
セルシン	ジアゼパム	ベンゾ系抗不安薬
セレナール	オキサゾラム	ベンゾ系抗不安薬
セレニカ	バルプロ酸ナトリウム	抗てんかん薬・気分安定薬
セレネース	ハロペリドール	定型抗精神病薬
セロクエル	クエチアピン	非定型抗精神病薬
ソラナックス	アルプラゾラム	ベンゾ系抗不安薬
タスモリン	ビペリデン	抗パーキンソン病薬
テグレトール	カルバマゼピン	抗てんかん薬・気分安定薬
デジレル	トラゾドン	分類不能の抗うつ薬
デゾラム	エチゾラム	デパスのジェネリック
デパケン	バルプロ酸ナトリウム	抗てんかん薬・気分安定薬
デパス	エチゾラム	チエノジアゼピン系抗不安薬
デプロメール	フルボキサミン	SSRI
ドグマチール	スルピリド	非定型抗精神病薬
トフラニール	イミプラミン	三環系抗うつ薬
トレドミン	ミルナシプラン	SNRI
ニューレプチル	プロペリシアジン	定型抗精神病薬

パキシル	パロキセチン	SSRI
ハルシオン	トリアゾラム	ベンゾ系睡眠薬
ビカモール	ビペリデン	抗パーキンソン病薬
ヒベルナ	プロメタジン	抗パーキンソン病薬
ピレチア	プロメタジン	抗パーキンソン病薬
フルニトラゼパム	フルニトラゼパム	ロヒプノールのジェネリック
ベゲタミン	クロルプロマジン・フェノバルビタール・プロメタジン	睡眠・鎮静薬
ベンザリン	ニトラゼパム	ベンゾ系睡眠薬
ホリゾン	ジアゼパム	ベンゾ系抗不安薬
マイスリー	ゾルピデム	非ベンゾ系睡眠薬
ミラドール	スルピリド	ドグマチールのジェネリック
メイラックス	ロフラゼプ酸エチル	ベンゾ系抗不安薬
メレリル	塩酸チオリダジン	抗精神病薬・販売中止薬
ユーロジン	エスタゾラム	ベンゾ系睡眠薬
ラボナ	ペントバルビタール	バルビツール酸系睡眠薬
ラミクタール	ラモトリギン	抗てんかん薬・気分安定薬
リーゼ	クロチアゼパム	チエノジアゼピン系抗不安薬
リーマス	リチウム	気分安定薬
リスパダール	リスペリドン	非定型抗精神病薬
リスミー	リルマザホン	ベンゾ系睡眠薬
リフレックス	ミルタザピン	NaSSA
リボトリール	クロナゼパム	ベンゾ系抗てんかん薬
リリカ	プレガバリン	抗てんかん薬
ルーラン	ペロスピロン	非定型抗精神病薬
ルジオミール	マプロチリン	四環系抗うつ薬
ルネスタ	エスゾピクロ	非ベンゾ系睡眠薬
レキソタン	ブロマゼパム	ベンゾ系抗不安薬
レクサプロ	エスシタロプラム	SSRI
レスリン	トラゾドン	分類不能の抗うつ薬
レボトミン	レボメプロマジン	定型抗精神病薬
レンドルミン	ブロチゾラム	チエノジアゼピン系睡眠薬
ロゼレム	ラメルテオン	非ベンゾ系・メラトニン作動睡眠薬
ロナセン	ブロナンセリン	非定型抗精神病薬
ロヒプノール	フルニトラゼパム	ベンゾ系睡眠薬
ロンフルマン	ブロチゾラム	レンドルミンのジェネリック
ワイパックス	ロラゼパム	ベンゾ系抗不安薬

【向精神薬とは】

向精神薬とは、精神疾患の治療のために処方される処方医薬品の総称である。大きく分けて次の六種類がある。

①抗精神病薬　主に統合失調症の症状の対症療法での治療薬。症状を抑えるのみで、完治させるものではない。種類としては、古いタイプの定型抗精神病薬と、第二世代といわれる非定型抗精神病薬がある。（アリピプラゾール〈エビリファイ〉はドパミンシステムスタビライザー〈DSS〉と呼ばれ、第三世代とも呼ばれている）。

②抗うつ薬　うつ病や強迫性障害、社交不安障害の治療に用いられる。第一世代抗うつ薬である三環系抗うつ薬、第二世代の四環系抗うつ薬、さらに一九九九年に日本で発売された第三世代の選択的セロトニン再取り込み阻害薬（SSRI）、第四世代のセロトニン・ノルアドレナリン再取り込み阻害薬（SNRI）、二〇〇九年に発売されたノルアドレナリン作動性・特異的セロトニン作動性抗うつ薬（NaSSA）などがある。

③気分安定薬　双極性障害における躁病とうつ病の波を安定化させる治療薬。抗てんかん薬（リボトリール、テグレトール）が気分安定薬として使用される場合がある。

④精神刺激薬　精神刺激薬のリタリンは以前はうつ病にも適応だったが、後に禁止され、現在では突然強い眠気を催すナルコレプシーのみの適応である。また精神刺激薬として、注意欠陥多動性障害（ADHD）の治療薬のコンサータがある。この成分であるメチルフェニデートはアンフェタミン系の物質であり、アンフェタミン系薬物の代表がメタンフェタミンである覚せい剤だ。ADHD薬として承認されているストラテラ（アトモキセチン）は、コンサータが中枢神経刺激薬なのに対して、非中枢神経刺激薬である。

⑤抗不安薬　不安や緊張を鎮める作用がある。ベンゾ系が多い。

⑥睡眠薬　一昔前は、バルビツール酸系など、強い催眠作用のある薬物が主流だった。しかし、依存性、致死性が問題となり、現在は多くがベンゾ系であるが、これもまたその依存性が大きな問題となっている。

目次

第五章　難治性統合失調症という医原病　150

第六章　再生の物語　191

第一章　九年間の闘いからの脱出

ケース1　千春さんの場合——夫からのメール

眠れない……

大山千春さん（五一歳）が不眠症になったのは、二〇〇五年の夏のことだった。当時、流行していた韓流ドラマにはまり、千春さんはDVDをそれこそ朝から晩まで見る日が続き、ある日のことついに完徹してしまった。以来、眠れなくなった。

不眠になって五日目、市販薬のドリエル（睡眠改善薬）を飲んでみたがほとんど効果がない。二週間ほど経過したところで自宅近くの心療内科を受診した。診察の結果、出された薬は以下の通りだ。

マイスリー（非ベンゾ系睡眠薬）　5㎎　夜

デパス（チエノジアゼピン系抗不安薬）　０・５㎎　就寝前
レスリン（抗うつ薬）　25㎎　就寝前
マイスリー　10㎎　不眠時

千春さんは睡眠薬を飲むことに抵抗感を抱いたが、飲めばある程度は眠れたので、処方された睡眠薬とさらに、デパス、レスリンを飲みつづけた。しかし、飲みはじめて二週間後、診察を受けると、ソラナックス０・４㎎がデパスとマイスリーに変わって処方された。ソラナックスは睡眠薬ではなく抗不安薬（ベンゾ系）である。しばらくレスリンとソラナックスという二種類の薬を飲んでいたが、半年ほど経過した二〇〇六年一月頃から腹痛や胃痛を訴え、胃カメラで検査をした。結果は、異常なし。しかし、千春さんはこの頃からときどきパニック発作を起こすようになっていた。

夫の順平さん（五二歳）は、千春さんが不調を訴えるようになった頃から経過を毎日メモしていた。それによると、二〇〇六年三月の初旬から「胃痛、眠い」「イライラ、落ち着かず」「食欲なし」という文字が並び、薬もこの頃から、抗うつ薬はデプロメール（ＳＳＲＩ）20〜50㎎が処方されている。また、ソラナックスに変わって抗不安薬はメイラックス（ベンゾ系）１㎎が朝夕処方。しかし、これらを飲んでも、イライラは治まらず、疲労感を訴えるようになり、さらには「頭痛」「下痢」「腹痛」「食欲なし」という文字が続く。

そして、二〇〇六年五月には四環系の抗うつ薬であるルジオミール（25㎎、朝夕）がデプロメールに加えて追加となり*1（抗うつ薬二剤）、さらにマイスリーが再び処方されるも、メモには「つらい」

「便秘」「気分がブルー」「ベッドでゴロゴロ」という言葉が並ぶ。翌月の六月下旬、「精神不安定、あまり眠れず」「一睡もせず」「夢と現実わからず」という記述が続き、その頃に、処方が抗精神病薬へと切り替えられた。[*2]

リスパダール（液体、非定型抗精神病薬）1mg　朝昼夕
リスパダール（液体）1mg　不眠時
ジプレキサ（非定型抗精神病薬）10mg　夜

夫の順平さんが言う。「こうした薬を飲むようになってから少し改善したように感じたのですが、一ヶ月もしないうちに体が震えだして、医者に言うと、アーテンという薬が出されました」。

アーテンは、抗精神病薬の副作用の一つ、錐体外路症状（震えや強張り、そわそわ感など）を止めるための薬（抗パーキンソン病薬[*3]）である。体が震えだしたという副作用を止めるために処方されたのだが、千春さんには、こうした処方に加えて、ベンゾ系の抗不安薬（ソナラックスやメイラックス）やデプロメールがときどき処方されている。

診断名が不眠症から統合失調症へ

抗精神病薬＋抗パーキンソン病薬を飲みはじめてから二ヶ月半後には、「落ち着かない」「うつ、苦しい」「うつ、死にたい」という状態となっていく。当然のことながら、処方も増え、一〇月には、リボトリール（ベンゾ系抗てんかん薬）とドグマチール（非定型抗精神病薬）が追加となるが、相変

わらず「朝から夕方まで調子悪い」「緊張、不安、ざわざわ感」といったふうで、一一月、一二月は、さらに、

「つらい、パニック」「少し落ち着くが、不安と緊張あり、夕食後楽に」「昼から攻撃的に、死にたい、さよなら、助けてと三度のメール、夜一〇回も電話あり（注・順平さん宛）」「朝から覇気がない。どこにも居場所がない、治らないと発言」

といった状態で、この頃からドグマチール[*4]が主薬となる（他にデプロメール、メイラックス、アーテン、リボトリール）。この処方が、ときに多少の入れ替わりや増・減量されながら、順平さんのメモを見るかぎり、ほとんど改善の言葉が見られないまま、ほぼ一年続いている。

この間、千春さんは両親のいる茨城県に帰り、県内の大きな病院に転院した。順平さんは自宅のある埼玉と茨城を往復する生活である。

病院での診断は、統合失調症だった。この病院では、しばらくはクリニックの処方を引き継いだが、二〇〇八年一月に、ドグマチールからミラドール（ドグマチールのジェネリック〈＝後発医薬品。新薬の特許が切れたあとに販売される、新薬と同じ有効成分、同じ効き目の価格の安い薬のこと〉）50mg、さらにジプレキサ10mgが5mgとなったが、二ヶ月でジプレキサが再び10mgに増量（さらにデプロメール、メイラックス）、八月にはこれに加えてエビリファイ（非定型抗精神病薬）6mgが追加となっている。この処方が（途中でデプロメールとジプレキサが減薬されたものの）延々と二〇一三年四月まで、五年近く続いた。しかし、経過はほぼ横ばい状態である。

順平さんが言う。「以前の明るく働き者の家内ではなく、ボヤーとしながら無関心、無感動になりました。ただ日々を過ごすだけで、何もできなくなってしまった。そこそこ調子が悪くなくても、毎日適当に過ごしているといった感じでした」。

きっかけは薬の飲み忘れ

そんな状態の二〇一二年一一月、千春さんは夫の出張に同行した。六日間の予定だったが、家を出てから、薬をもってくるのを忘れたことに気がついた。順平さんの一一月一〇日のメモには、「当人はあまり深刻に考えていないようだが、七年間の（薬の）積み重ねが心配だ」とある。千春さんはまるまる六日間、断薬状態となったわけだが、とくに不調になった様子もなく、帰ってからは服薬を再開した。そして、その一週間後にはアメリカの出張にも付いていった。そして、「ほとんど寝ずに遊ぶ」と順平さんが書いている通り、その頃にはテンションがかなり高い状態となった。

帰国後、一一月三〇日に診察を受け、そのとき、千春さんは主治医にこう言ったという。「先生、すっかり元気になりました」。すると、あっさりミラドールが中止になった。

順平さんの日記。「片づけ、洗濯など積極的にいろいろなことをする。このままよくなっちゃうのか、それとも一時的か」。

その後も、「すこぶる調子よし」の状態が続いている。その間、二週間、デプロメールをなくしてしまい、飲んでいない。年末、千春さんは友人たちへの年賀状に「もう病気は治った」としたため、さらにその年最後の診察（一二月二八日）には、ばっちり化粧をして着飾った姿で出かけていった。そのときも主治医は何も指摘していない。

そして、その二日後の一二月三〇日と三一日の順平さんの日記。

「頭の中がゴチャゴチャになり、いろいろなことが不安になる。表情も悪くなり、パニックになる。年末年始のあわただしさのせいか」「いろいろ買い物やらでバタバタし、花、てんぷらなどの買い物が不安でしようがないみたいだ。どうなっちまったのかなぁ」

年が明けて二〇一三年一月。

「埼玉へ行く。様子が変になっていて会話ができない。自己中になっていて人に気配りできず」「やはり表情がさえない。どうしよう」「美容院へ行くも会話ができなかったらしい。会話がおかしく、不安」「とうとう耐えられなくなってしまい、義父、義母、義姉に迎えに来てもらう。眉間にしわ。会話は成り立たず」

一ヶ月ほど前のハイテンションとは打って変わった千春さんの様子に、順平さんのオロオロする姿が目に浮かぶようだ。そして一月八日に病院を受診すると、「軽躁状態」とのことだった。そのとき順平さんは主治医になぜこういうことになったのかと質問をしたが、納得できる返事は得られなかった。この時点で、ミラドール１００㎎が復活している。

しかし、二月になっても状態は改善せず、順平さんのなかで病院、主治医に対する不信感が膨らんでいく。「テンションが高かったときのことを私が『過覚醒ですか』と医者に尋ねると、あっさり『そうです』と答えたんです。聞かなければ何も言わない。ハイテンションのときもただ黙って見ているだけで、今はこういう状態ですと説明も一切ない。これまでも、勝手に薬をやめたり、増やしたり、三〇秒診察に、いい加減殺されると思い、転院を決意しました」。

減薬・断薬をうたうクリニックへの転院

順平さんは、ネットでさまざま検索し、「減薬・断薬」をうたっているBクリニックに辿りついた。七年以上も薬を飲みつづけ、改善どころか悪くなっていく状態に、もう薬をやめるのが一番だと考えたからだ。順平さんは千春さんを伴ってBクリニックを訪ねた。そのときのメモ。「いきなり説教され、逃げ腰になる。自分の人生自分で決めろということらしい」。

順平さんによると、千春さんの経緯をBクリニックのA医師に順平さんが説明しようと手帳を取り出したところ、「お前に聞いていない！」と一喝され、順平さんは口をつぐんだ。千春さんはその声にすっかりおびえてしまったが、それでも何とかしどろもどろに経過を説明したという。

そして、二週間後、再び診察を受け、A医師の考えで、「半年くらいをめどに、減薬をしていく」ことになったのである。その時点で飲んでいた薬は、以下の通り。

デプロメール（ＳＳＲＩ）25㎎　朝
ジプレキサ（非定型抗精神病薬）２・５㎎　夜
エビリファイ（非定型抗精神病薬）６㎎

ミラドール（非定型抗精神病薬・ドグマチールのジェネリック）　50㎎　朝夕二錠

メイラックス（ベンゾ系抗不安薬）　1㎎　朝夕

まずデプロメールから断薬していった。これが四月九日で、そのときの順平さんの日記に「Bクリニックに行き診察を受ける。サプリメントなどを購入し、すごく高かった」とあるように、減薬、断薬に向けて、さまざまなサプリメントを飲むのがこのクリニックのやり方である。

四月二六日、二回目の診察では、「（診察後）サウナに入り（途中リタイヤ）、お茶を一緒に飲み、一人で帰り、一人で食事、OK」。サウナに入るというのは、体の脂肪に入り込んだ薬の成分を洗い流すためという理屈らしいが、離脱症状を抱えている体ではサウナはきつく、千春さんは一時間のサウナを途中で出てきてしまっている。ともかく、千春さんの減薬は、二週間でデプロメール25㎎を断薬したあと、今度はエビリファイ6㎎を3㎎に、ジプレキサ2・5㎎を1・25㎎に、それぞれ半分の量にするというハイペースで進んだ。

そして四回目の診察日、二週間に一度の診察なので初診から二ヶ月後の五月二四日の順平さんの日記。「サウナに入り、採血をして、エビリファイがなくなった（注・断薬したという意）。ちょっと早い気もするが、悪い変化はないので、いいか」ということで、この日にエビリファイ3㎎がゼロになり、さらに二週間後の六月七日にはジプレキサ1・25㎎もゼロになった。

それに続いて六月一八日には、ベンゾ系抗不安薬のメイラックスと、抗精神病薬のミラドールの減薬が始まった。ミラドールは50㎎から半分の25㎎へ。

ミラドールの減薬が始まってから異変が起きる

かなりのハイペースのように感じるが、千春さんに大きな離脱症状が現れることはなかった。が、このミラドールをいじりはじめた頃から体調が崩れていくことになる。

不眠、胸が苦しい、吐き気、食べられない……仕事先から順平さんが電話を入れるとパニック状態で、順平さんも離脱症状という言葉は知っていたものの未経験だったため、多少の驚きとともに「どうやらこれが離脱症状のようだ」と日記に綴り、「どれくらい（続くのか）？」と不安の言葉が並んでいる。それでも千春さん本人の希望もあって減薬は続けられた。

七月三日、メイラックス1mg×2 → 0・5mg×2に減薬。

七月一六日、ミラドール25mgを断薬。

この日は診察日ではなかったが、「早朝覚醒」があり、恐怖心が強いため、診察を前倒ししてもらった。しかし、A医師は「峠は越えた」と言い、順平さんは一安心する。だが、千春さんの状態は日ごとに確実に悪化していった。

この頃には、いったん千春さんは順平さんのいる埼玉に帰っていたが、再び両親のいる茨城の実家に戻った。あまりの状態の悪さに、宮城県に嫁いでいる姉がかけつけてくることもあった。ともかく眠ることができず、食欲も落ちて、二ヶ月ほどで体重が五キロ減った（身長一六〇センチ、四四キロ）。食べ物を無理やり口に押し込むような状態で、胃が痛かったり、嘔吐したり、下痢をしたり。

さらに、胸の痛み、過呼吸、不眠、頭がはち切れそう等々、楽に感じる日がまったくないという状態に陥った。
それでも、九月二七日、診察を受け、この日にメイラックスもやめて、完全断薬に至る。
その後の様子を順平さんの日記からいくつか拾ってみる。
九月二八日「朝から落ち着かないとわめき、わがまま。昼過ぎから落ち着き、まあまあか。食は相変わらず、放り込むだけ」
九月三〇日「昨晩の睡眠はまあまあ。日の出と同時にパニック状態で、夕方まで泣き叫ぶ。手のつけようがない。どうなっちまったのか。キチガイ？」
一〇月一日「朝、日の出と同時に泣き叫ぶ。朝食後にストレッチし、その後は穏やかに過ごす。こんないい日は久しぶり」
一〇月二日「夜二階に来て一時間ほど睡眠。朝から険しい顔をしたまま落ち着かず、もう無理と発言。ここのところ、ひどい状態が続く」
一〇月五日「八時間半の睡眠だったが、早朝より泣き、険しい顔を一日中して、首を吊るためのタオルを用意したり、わけがわからない」
一〇月六日「二時間ほど睡眠。出されたものはすべてよく飲み食べ、落ち着いてきた。夕方、俺は埼玉に帰宅したが、調子は悪くない」
一〇月七日「昨晩も二時間ほど、自分の感覚で寝たらしい。電話だけだが、峠を越えたような気がする。まだまだ暴れるのか」

一〇月八日「昨晩から苦しいと言い、二時間ほど寝たが、五時前から暴れはじめる」

一〇月一〇日　「睡眠一・五時間。朝から苦しい、死にたいを連発。どんどん悪くなっているのか、心が耐えられないだけなのか。午後から笑ったり、散歩したりしたが、根本的に治ることを信じず、なんでも人のせいだからねぇ」

苦しい姿を見ればかわいそうと思うが、傍若無人な振る舞い、自己中心的な言動に、さすがに順平さんも心が乱れる。それでも、順平さんたち家族は、胸をさすったり、お灸をしたり、ストレッチをしたり、頭をなでたりして介抱するが、とにかく寝ないので、交代で面倒を見ているとはいうものの、家族全員の疲労は積もるばかりだ。

それでも、再服薬は考えなかった。サプリメントは胃腸に負担がかかるということで、「健美菜」というお茶を飲むようにした。睡眠は平均で四時間程度。

順平さんとのやり取り

じつは順平さんから、初めてメールをもらったのは、千春さんがこういう状態のときだった。私が二〇一〇年からやっているブログ「精神医療の真実」を知って連絡をくれたのだ。二〇一三年一〇月二四日。順平さんからのメールを紹介する。

エビリファイ、ジプレキサを減薬、断薬したときは、とくに離脱症状的なものは感じませんでしたが、ミラドールをいじりはじめた六月末頃から、食べられない、寝られない、胸が苦しい、心臓が口から出そうなどの症状が現れはじめました。

この頃から何もできなくなり、ベッドから起き上がることもままならなくなってしまったため、家内の実家にいてもらうことにしました。（中略）六月末から現在まで楽だという日はまったくなく、常に眉間にしわを寄せ、知能の状態は三〜四歳ぐらいに感じます。

朝は夜が明ける前から「苦しー」「痛い」を連発し、みんなを起こし、会話自体もほとんど成立せず、自分の要求だけで、朝方は、今日は少し楽かと期待しているからでしょう、「また今日も痛いじゃないか！」と訴えています。私たちとしては「年内でだいぶよくなる」「明日は今日よりも少しだけよくなる」と言い聞かせているのですが……。

断薬して一ヶ月になり（九月に断薬）、このまま改善に向かうのか、それとも脳が破壊されて三〜四歳児の知能程度のままでずっといってしまうのか、結構きつい日々を家族で送っています。

ということだったが、残念ながら、医学的に素人である私には有効なアドバイスなどできるはずもなかった。が、それでもともかく順平さんと連絡だけは取りつづけた。その一部を紹介する。

昨日より私は地方に仕事で一週間ほど出張し、義父母姉に任せていますが、家内と電話で話しても残念ながら会話にはなりません。それが悲しくて悲しくて、回復できるの？と自分自身もブレてきています。

もちろん再服薬はまったく考えていませんが、昨日も新たな症状が出て――数日前から顔がカサカサ、ボロボロになり（初めてのこと）、かなりひどい状態で、本日、皮膚科に連れていくそうです。

とにかく四人掛かりで片時も目を離さず、睡眠時間もどれぐらい取れたかを確認するため、当人よりも周囲が寝ていない状態で、昼寝もできず、サポートする周囲が疲れきってしまっている状態です。変化は見られるものの当人を含め周囲も楽なときがまったくないため、このまま続くと一家心中なんてことにもなりかねないと思っています。

千春さんのあまりの状態の悪さに、順平さんたち家族としては、A医師の診察日まで待てない様子だった。しかし、私としては順平さんから伝えられる状況を静観することしかできなかった。それでもその間、少しだけ改善も見られたようである。

まず食事がほぼ戻った。というより食べすぎの傾向だという。さらに表情が多少穏やかになった。ドライブをしたがる。言葉は単語のみで「車」と一言いって、父親がドライブに連れ出す。森林浴のため散歩をよくするようになった……など。

そして一一月二日、A医師の診察を受けたと順平さんから連絡があった。

《A医師の見解》

幼児返りや単語しか話さないなどはメジャートランキライザー（注・抗精神病薬のこと）、エビリファイの断薬後、時間差（数ヶ月後）で出てきたもので、別に不思議ではないし、よくあること。とくに問題ない。また、食が戻ってきたのは喜ばしいことで、とくに寒くなる時期なのでよいことだ。さらに、車に乗りたがり、そのときの表情はよいと伝えたところ、本人の希望する、やりたいと思うことを今はさせてあげたほうがよいとのこと。

ただ、今後どうなるかは明言せず、「いろいろ変化がある」「全体的に見て、まったく問題ない」とのことだった、という。

その後の千春さんの様子を順平さんが伝えてくれた。

一一月一日～九日、食欲もあり表情もよく、車に乗りたがるため、五、六日に那須へ温泉旅行に出かける。単語しかしゃべらず、四～五歳程度の感じ。舌がクルクル動き、ときには出したりする。

一〇日～一五日、背中、胸、腰等に釘が刺さったような痛みが出てきた。ここのところ調子がよかっただけにショックで泣き叫ぶ。食欲が落ちるもウォーキング、半身浴はしっかりやる。

一五日、Bクリニック診察。この症状を話すと、「典型的なベンゾ系が剥がれ落ちた症状で、一ステージ上がった」とA医師。「出したくはないが」と痛みを軽減させるためと食欲を少し安定させる漢方薬を処方される。舌の不随意運動がなくなってきた。

一六日～一八日、少し痛みは治まり、まったくできなかった食事の準備、片づけ等の手伝い、自分でお茶や漢方を飲む白湯を準備する。

一九日～二二日、痛みが増し、睡眠が二～三時間程度で、二二日には恐怖が襲ってきて（これも幻覚？）「怖い」「痛い」を連発。

二三日、朝から痛みはあるが、少し落ち着いていたので家族で近所に食事に出かける。その後、簡易カイロプラクティックを受け、夕方までいやがらずにいた。

二四日、痛みがさらにひどくなり（昨日のカイロが原因？）、ほとんど寝られず、早朝より泣き叫ぶ。じっとしていることができず、「死んだほうがまし」と連発し、体中に刺さっている釘を抜いてくれと家族に懇願。夜になっても痛みは軽減せず。数ヶ月前に逆戻り。


体中に刺さっている釘を抜いてくれ……こうした症状はじつは「体感幻覚」といわれるものだ。セネストパチーともいう。脳の誤作動によって、本来なら痛みを感じる原因がないにもかかわらず、痛かったり、違和感を感じたり。体感幻覚をもつある体験者は、背中の違和感を「タワシでこすられているような感覚」と表現した。

それにしても、この月の初旬には小旅行にまで行けたのに、断薬後二ヶ月経った下旬頃から体感幻覚の症状がひどくなり、順平さんたち家族は途方に暮れる日々が続く。一二月、順平さんの報告。

一二月一日、痛いを連発し一日中絶叫。

二日、痛むが耐えられるくらいで、散歩・食事ＯＫ。

三日、一日と同じような状況、Ａ医師の診察。

しかしＡ医師は「これだけ長く続くひどい痛みは、私の今までの経験上ではわからない」と言い、ツムラ１２５（注・桂枝茯苓丸加薏苡仁《ケイシブクリョウガンカヨクイニン》――体を温め血の巡りをよくし、余分な水分を排出しむくみを取り、痛みを取る効果があるとされる）を処方し、「今やっていることを続けるしかない」とのこと。また、「（併設する）薬害を研究するセンターのスタッフに痛みを取る方法を聞きなさい」と言われ、聞きましたが、なんだか的を射ない話で聞くに値しないものだったので帰りました。

四日、二日と同じような状況。

五日、多少痛がっていたので鍼灸院へ連れていく。

本日（八日）、七時間寝られていいかと思ったら、痛いを連発し、ついに発狂状態。目がどこを見ているのかもわからず絶叫。言っていることもわからず、痛くて体をくねらせています。

午前中に、尋常ではないためＡ医師に電話し「このような状態なのですが、通りすぎるまで待つしかないのでしょうか」と尋ねると、「全然わかってませんね」「薬でも飲ませればいいじゃないですか。ベンゾ系の[*5]」「ちっともわかっていないあなたは毒家族だ」「二度と電話をしないでほしい」と言われました。凹むどころか絶望しました。

一八時現在、正気ではありません。絶叫、会話にならず。

すみません、愚痴になりますが、義姉が一時帰省してしまい、義父母と三人で手のつけられない状況です。こんな状況が続くと、お会いするのが困難ですが、当日、午前中に確認のメールを入れます。携帯番号を教えていただければ幸いです。

とあるように、私は順平さんと会う約束をし、このメールの三日後の一二月一一日、千春さんの状態は相変わらずだったが、ともかく会うことができた。順平さんからは、これまで付けつづけてきた日記とその記録が保存されているCDを手渡された。また、千春さんの生い立ち、家族関係、性格など、さらには現在の主治医であるA医師について私たちは喫茶店で三時間ばかり話し込んだ。

順平さんは千春さんの様子をスマートフォンに録画していた。音を消して、映像だけ見せてもらった。千春さんは順平さんも書いていたように、かなり痩せていて、その痩せた体をビクンと一度けいれんさせたかと思うと、痛みを感じたためだろう、体中をさすりはじめ、さすりながらじっとしていられずに走りはじめた。そして、立ち止まるとその場でまたしても全身をけいれんさせ、体中をさすりはじめる……それを延々繰り返しているのだ。これでは本人もつらいだろうが、近くで見ている家族にとってもかなりの負担になると思われた。

愛媛県松山市在住の精神科医である笠《りゅう》陽一郎医師を紹介しようかとふと思った。笠医師とは三年ほど前に取材で会って以来懇意にさせていただき、ときどきブログで出会う「被害者」のセカンドオピニオンをお願いすることもあったからだ。

笠医師は、二〇〇三年からウェブ上で精神科領域のセカンドオピニオンを無償で提供しつづけている。そもそもは「精神科セカンドオピニオン」という名前の掲示板で活動していたが、その頃は「毒舌セカンドオピニオン」という笠医師自身のホームページ上に相談窓口が開かれていた。しかし、笠医師の体調が悪いと窓口を閉じることもあり、当時はたまたま長い「閉鎖」の期間中だった（現在、ホームページは都合により公開されていない）。多少躊躇する気持ちはあったが、それでも千春さんの状況を聞いては何か手を打たないわけにはいかない。

翌日、私は笠医師に連絡し、千春さんの大まかな経過を伝えておいた。

笠医師のサードオピニオン

さっそく笠医師から電話があったと順平さんからメールが来た。二〇一三年一二月一二日のことだ。

笠先生よりお電話をいただきました。とても広範囲にわたり参考になるお話をしていただき、とても救われました。何かあればいつでもメールをくださいとおっしゃってくださいました。とっても貴重なお話でした。

また、笠医師からも私の元にメールが届いた。笠医師の診立ては、「体感幻覚（セネストパチー）とジスキネジア。[*6]今回は、ヒステリーてんかん」とのことで「すべて薬剤が原因です」と断定している。そして、「ミラドールを真っ先に抜かないといけません」とA医師の減薬方法について苦言を呈した。これまでも見てきたように、A医師の減薬の順番はデプロメール、エビリファイ、ジプレキサ、そして最後にミラドールであり、順平さんの目から見ても、このミラドールの減薬が始まってから、千春さんの悪化が始まっているのである。
しかし、A医師はその頃の判断として「全体的に見て、まったく問題ない」とし、それでも悪化を続ける千春さんを「私の今までの経験上ではわからない」とすでにこの時点で半分は突き放している。そのうえ、救いを求める順平さんたち家族を「毒家族」と罵倒し、二度と電話をしてくるなと見捨てている。その後の順平さんからのメールを紹介する。

《一二月一四日》
いろいろやってはいますが、一向に痛みが引かず、起きているときはずっとかなり痛がっています。
昨日まで睡眠はまあまあ取れたのですが、昨晩から今日にかけて睡眠が悪く、今朝五時半くらいから痛みと怒りが限界を超えたようで、人格自体が変わってしまいました。「お前らは悪魔だ、殺してやる」とか、「どうしてこんなにしやがった」など、現実の状態は見えていません。視線も違うところを見ています。家族四人、事を起こさぬよう必死です。
笠先生と電話で話すことができ、解離性幻覚[*7]ではないかと思うと言われました。対応としては次の三つが考えられるが、家族の負担を考えると1か2で対処したほうがいいかもしれないとアドバイスをいただきました。

1 病院と提携し隔離
2 セルシン（ベンゾ系抗不安薬）の静脈注射とデパケンR（気分安定薬）の投与
3 今のまま必死にみんなで耐える

夕方の時点では数日間、今のままましのごうと思っています。おかしくなったままですが……。現時点では人間の自然治癒力に賭けたいと思います。他に手だてがあるのかアドバイスをいただければ幸いです。

《一二月一六日》

今日も笠先生からお電話をいただきました。心配いただだいています。まるでライブで見ているかのように家内の今の状況をわかってくれています。

今日はいつものように、「昨日より痛い」と言い、一日が始まりました。相変わらず痛い、つらいと言いつつも、一線は越えていませんでしたが、夕方私の応対に腹を立て、私の頭をひっぱたいたのでバチっと怒りました。私は不意に頭を叩かれるのがもっとも許せない行為なので、二回叩かれ、そのときは我慢しましたが、三度目はさすがに怒りました。

その後家内は、反論しながらもトイレに二時間ほどいて、何とか連れ出し食事をとり床に入りましたが、眠ってはいないと思います。今後、数日イライラ、痛み、怒りが続くようなら、今週中にデパケンRを処方してもらい飲ませようと思います。笠先生にもいろいろ質問させていただき、的確にご説明をいただいてありがたく思います。

家族が壊れてはいけませんし……ただ危険因子は削除できていません。夜中に豹変し、殺されるかもしれませんが、覚悟は家族皆もっています。自分の兄にもその内容をメールしました。電話やメールをして、二日以上返事がなければ何かあったからそれなりの動きをしてくれと。兄は察してくれて、全力で守れと。

精神病にさせられた家族ってサポート含めたいへんだと改めて思います。家内ひとりに四人がかりでパンパンですから。長文になりすみません。また近況報告します。

《一二月一九日》

当方の近況はとくに変わらず、目が離せないギリギリのところにおります。病院へ連れていく判断は、意図的にものを破壊したり、意図的に怪我をさせたりしたときだと思っています。痛みが引かずイライラ、怒りがひどい状態が続いています。「今日も痛いじゃないか!」「昨日より痛いじゃないか!」「もう耐えらない」。思いやりのへったくれもなく自己中真っ只中にいて、今はほとんど口をきかず目を閉じ、トイレや部屋の隅で「フー」「ウー」と唸っていて、いつ爆発してしまうのか、耳をすまし、目を離さぬようにしています。

今さらながら精神科に連れていき薬の処方(デパケンRのこと)なんぞをしてしまったら、かえって「なんで今頃」と大暴れされそうです。

ご紹介いただいた漢方薬局さんとのやり取りは続いていて、今朝ほど処方が出ました（注・私が、向精神薬の離脱症状に詳しい漢方薬局を紹介したので、そのことについて報告してくれた）。

いつもありがとうございます。

《一二月二四日》

近況を報告いたします。

ご紹介いただいた漢方薬局さんに漢方を処方してもらい、二一日から飲みはじめました。二三日で断薬しちょうど三ヶ月。新しい漢方を飲みはじめ、私も相当結果がほしかったようです。相変わらず少しも目を離せない状況が続いていた昨日朝、説教をしたら火に油を注いでしまったようで、傘で玄関の引戸を壊そうとしました。この行為にプチっと自分がいってしまい、平手で家内の頭を一発叩き、肩越しに衣服をもって引きずってベッドに寝かしつけました。そのとき衣服がノドを締めつけ、ノドを痛めてしまいました。

幸いたいしたことはありませんでしたが、水分も飲み込むことができず、声も耳打ち程度しか出せなくなり、しかしながら暴れることもなくおとなしくなっています。

昨日義父から「少し休め」と自宅に戻るように言われ、昨晩から私だけ埼玉に戻り、反省と後悔の時間を過ごしています。時間が解決してくれる、ベターと思われることはすべてやっている、そう思いながらも、罵声を浴びせられ、ひっぱたかれ、お前のせいだと言われつづけているうちに、すぐに効果がほしかったのは自分だったことに気づきました。

痛みに耐える極限を超えて今の状態にあるのだから、プレッシャーをかけてはならず、じっと待たなければならないことを昨晩ネットでいろいろ調べて知りました。

今日は起きたときには幻覚があり、私に殺されると言っていたそうですが、漢方も飲み、お粥を食べたあと、電話がありました。「早く来て」と言っていましたが、なぜと聞くと「間に合わない」と言っているのでやはり正常ではありません。今はノドが痛く、おとなしいのですが、どう転ぶかわかりません。

ただ、もう少し落ち着いて待っていたら……よくなったかも?とか、よけいなことをしてしまったとか、悶々としています。

数日間をおいてから家内の実家に行こうと思っています。今のところデパケンRを飲ませることは考えていません。またご報告します。


クリスマスイブにもかかわらず返信いただきありがとうございます。ただただ感謝申し上げます。昨日より緊張の糸が切れてしまったためか、返信内容を読み涙、涙です。ありがとうございます。漢方薬局の××さんからも電話をいただき、アドバイスをいただきました。とてもありがたいです。

あとは人間のもっている自然治癒力を信じ、急がずあわてず、年単位で考え、すべてこれに費やし、治してからリスタートを切ろうと思います。断薬後三ヶ月だとか年内だとか、一番結果を求めていたのは自分でした。家内は何の罪もありません。

サラリーマンを辞め起業したのは家内の病気を治すため（注・じつは順平さんは千春さんが闘病中だった二〇一二年に会社勤めを辞め、看病できる自由な時間をある程度確保するため起業していたのだ）。それなのに仕事や収入や取引先なども気になりイライラもあったと思います。自分がブレていました。どっぷり、そしてゆっくりとやっていこうと思います。

明日はA医師の診察予定ですが、通えないことを理由にしばらくお休みしようと思います。今、行くとこちらが怒ってしまいそうなので……。

必ずよい事例にします。メリークリスマス！

《一二月三一日》

家内にとくに変化はなく年を越すところです。

漢方薬局からの漢方薬を飲んでも、体感幻覚の痛みは軽減せず、イライラ、怒り、人のせいは相変わらずで、とくに私を罵倒しつづけています。

二三日に埼玉に戻りましたが、二五日の夜の食事中にテーブルをひっくり返したと連絡があり、急遽茨城へ戻りました。二日ほど休養が取れたため気持ちに余裕ができ、何をされても何を言われても冷静でいられる自分があります。

やはり薬を飲んでいないため、壊したり、怪我をさせたり、自死したりはどうやらなさそうですが、朝イチから入眠まで一時も気を抜けないでいるのはさすがにしんどいですね。いったいいつまでこの状態は続くんでしょうかね？

人を罵倒し究極の自己中でいるのは離脱症状ではなく本性ではないかとか、感謝はされても罵倒されるのはいかがなものかと、いっそ二人で旅立ってしまおうかと葛藤しておりましたが、今さら急ぐこともないし、年を越してしまえば、また今年いっぱい頑張ろうという気持ちになると思います。

笠先生、漢方薬局も紹介していただき、とても感謝しております。まだ結果は出ていませんが、ベターな選択肢がたくさんできたことは、A医師から罵倒され絶望していた私にとってたいへんありがたかったです。

よい年をお迎えください。来年こそ好転した報告をできたらと思います。

A医師との決別

《二〇一四年一月七日》
本日、A医師の診察を受けてまいりました。決別してきました。
一ヶ月ぶりに行き、意識障害、解離の報告などして、体感幻覚の痛みが続いていることを訴えても、「私はこのような事例はほとんどわからない」と言いました。そして、いろいろ話した最後に、「とにかく痛くてつらくて、生きていられません」と家内が言ったら、「だったら精神薬、飲めばいいじゃない。俺には関係ないし、楽に抜きたいならそうすればいいでしょう。

今の状況をつくったのはあなたでしょう。飲めばいいじゃない、止めないから」とうすら笑いを浮かべながら言われたので、家内がブチ切れました。

漢方の処方を含め、彼のキャパの限界と感じ、二度と行くことはなく卒業を決めました。

その後、家内が大荒れになりましたが（診察の後、非常口から飛び降りる寸前でした）、自宅に帰り家族で今後の方針を決めました。まずはデパケンRの前に漢方他やれることをやる。あと二週間で好転しなければ、デパケンを試そうと思います。

すみません、こんな話で。でも前を向いています。

回復の兆し

その後も順平さんからは月に一、二度、千春さんの状態を知らせるメールが届いた。私はそのメールを「久しぶり」として受け取るだけだが、当事者とその家族にとって、その一ヶ月は、いったいどれほどの闘いで、どれほど密度の濃い時間なのか、想像をたくましくしてもなお私の想像など遠く及ばない現実がそこにはあるのだろうと思ったりした。

一月一五日に届いたメールには、「あまり変化はないものの、しかし、少しずつ（ひいき目ですが）よい兆候が見られます」と書いてあった。茨城の家は自然に囲まれ、散歩の場所がたくさんあると順平さんから聞いていたが、そんな自然のなかを千春さんは順平さんとともに二時間以上も歩いているらしい。

それでもときに、物にあたったりして、それを順平さんが注意すると、スリッパを投げつけてきたりする。しかし、その翌日には一転して、「もう痛いと口にしないから、今月いっぱいで痛みが減らなければ死なせてください」と神妙に言ったりする。そんなときはもちろん順平さんはやんわりと「ボチボチ痛みも減る頃だから期限は決めないよ」とあえて突き放した。そして、痛みを減らしたいなら、自分の治癒力でやるか、デパケンを飲むという方法もあると説明すると、副作用を気にしてか薬は飲みたくないと千春さんは答えたという。それでもこのように物事を理解して、会話が成立したのは久しぶりのことだった。

半月後の二月三日の順平さんのメールでも、「大きな好転はないものの、少しずつ変わっている気がします」とある。


かれこれ一ヶ月近く、一日一〇キロ以上歩き、少しずつ会話が成立するようになりました。犬のエサやりもして、義母を少し心配するようになりました。

ただ自己中なのは相変わらずで、痛みは多分半減していると思いますが、元々ゼロか百かの性格なので、ゼロにならない限り認めようとはしないと思います。

朝、起きて「痛い」と言われると、今日もまともではないなぁと落ち込みます。

ただ、ウォーキングも入浴も、目をつぶって一人でやらせています。

デパケンも本人と話し、飲まない覚悟を決めたようですが、気持ちの行き場がないのか、ときどき「はー」とか「ふー」とか大きい声を発します。でも暴れたり怒ったりはなくなりました。痛みを感じはじめて三ヶ月近くになりますが、こんなことってあるんですね。

　我慢比べがまだまだ続きますが、本人含めてみんなで頑張ります。


　そして、このメールから一ヶ月経った三月三日、次のようなメールが届き、私は思わず歓声をあげた。


　一ヶ月振りに経過をご報告させていただきます。この一〇日ほど前から好転し、よくなる手応えが出てきました。

　一日一〇キロ以上歩くのは続けていますが、二週間ほど前、封印していた昔のつらかったこと（注・じつは千春さんは二九歳の頃、五歳下の実の妹を病気で亡くしている）を吐露しはじめたらしゃべるようになり、まずはいろいろなことに「ありがとう」を言うようになりました。歩くこと、それとストレッチ、簡易トレーニングを自ら行うようになりました。

　日に日に自分の物の片づけ、家の中の片づけ、私の面倒を見る、洗濯など、やる気スイッチが入ったようです。料理や食べ物は食欲がないため手を出しませんが、薬を飲む前の働き者で片づけ上手な一面を見せはじめてきました。まだまだ安心はできませんが、ひと山越えたようです。体感幻覚の腰、背中の痛みはまだ感じていますし、口の中の違和感はまだありますが、ピリピリした感じではなく、とても穏やかでいます。
近くの動物園で癒されたのかわかりませんが、もう悪くなることはありえないと確信しています。今日も総合病院で背中のＭＲＩをとり、三〇代の素晴らしい背中で、整形外科的にはまったく問題ないと言われました。今は、某国立大学病院の麻酔科で痛みをコントロールするための認知行動療法の診察（じつはテレビでやってました）を受けようと考えています。
少しずつですが、家族が連鎖して前を向きはじめました。

ここで順平さんが書いてきた「某国立大学病院の麻酔科」について質問したところ、なんでもテレビの「病気番組」で、一一年間治らなかった腰痛が認知行動療法によって完治したと放送され、テレビ局に問い合わせたところ、その大学病院でＣ医師が治療を行っていることを知り、順平さんは近くの整形外科で紹介状を書いてもらい予約を入れたとのことである。
認知行動療法ということで、投薬はないという前提で、少しでも今の痛みが和らげばという思いからの行動だった。

驚くべき哉、某国立大学病院麻酔科！

ところが、散々待たされてようやく受診することができたこの病院での診察は、意外な方向に向かうことになった。まずは四月二日の順平さんのメールを紹介する。

家内のその後ですが、この一ヶ月で見違えるように好転しています。
まずは頭がだんだんクリアーになってきたことを実感しはじめ、考える力が出てきてポツリポツリといろいろなことを語るようになり、家の中を整理整頓、見違えるようにきれいになりました。

また、三月の中旬に捨て犬を保護し、ペットサロンでシャンプー・カットさせたらボサボサで汚い犬がトイプードル（推定八歳）で、お腹には赤ん坊がいて生まれる寸前。大きな犬が父親だったのか、子犬たちは産道を通らないほど大きく、帝王切開しましたが、死産でした。親犬をそのまま茨城の実家で飼うようになり、とってもいい子で癒されています。

日に日によくなる変化を感じています。

体感幻覚による背中や腰、尻の痛みは、五寸釘が刺さる痛みの感じ方から、どちらかというと筋肉疲労のような張りがある痛みに変わってきていますが、二四時間痛いと言っています。

三月からは歩く時間は半減しましたが、ほぼ毎日ストレッチと軽い筋トレをやり、とにかく一日中掃除やら片づけやら動物や植物の世話をしていて、いつの間にかしかめっ面もなくなり、充実した日を送っています。

睡眠に関しては、二～三時間深く寝て、寝汗で起きたり、体の痛みで起きたりで、よい状態とは言えませんでしたが、ここ数日は改善傾向にあり睡眠時間も増えてきています。美容院の予約をとって髪を切り、家で染め、少しおしゃれ着を購入したりもするようになりました。

ところで、一昨日に某国立大学病院麻酔科に行きました。C医師の診察では、問診と一〇〇問くらいの記入方式の設問と、五六〇問のタブレット端末による設問をやりました。

初診の記入で、精神薬を断薬したので投薬は受けたくないと記入し、断薬した二ヶ月後から痛みが出はじめ、今も痛いことなどを書いたのですが、設問から導き出された結果は、なんと「躁うつ病（双極性障害）のII型」[*8]で認知行動療法と薬物療法の併用を勧められました。

体感幻覚のこともよくわかってなく、薬物の離脱はせいぜい二週間程度で終わる。断薬して数ヶ月も経っているのでとっくに精神薬は抜けているはず[*9]の一点張りです。驚きました。

この先行く意味はないと思っていますが、前向きになった家内は、投薬は絶対受けないけど、認知行動療法は受けてみたいと言うので、少し通ってみようと思っています。

それにしてもひどいですねえ。またご報告させていただきます。

このC医師の躁うつ病（双極性障害）II型という診断にはあきれ返った。原因不明の痛みの陰にはストレスがあるという理屈から、日記をつけることで改善させていく、それがC医師のやり方だったのではなかったか。なぜ双極性障害II型という診断になるのだろう？　順平さんの連絡は続いた。

《四月九日》

一昨日、二度目の診察でした。今回は三〇分を二つ、計一時間の枠をとってくれるというので、どんなことになるのかと思ったら、今までの経過をまた質問されただけでした。いつから減薬し、調子が悪くなってきたのがいつで、断薬がいつで、痛みが出てきたのはいつで、一週間薬を飲み忘れて等々。

この話を聞かれるのは四回目で、一回目は研修医？　二回目は麻酔科の医師、三回目はC医師で前回。今回またC医師に質問され、回答して、うんざり。

家内は断薬し五ヶ月を過ぎたあたりから、頭はスッキリし、便秘も治り、行動力が出て前向きになり、口の中はまだまずいけど食べられるようになり、減った体重も増えてきて、痛みが取れればハッピーなんだと訴えても、どうしても躁うつ病の治療にもっていきたいようです。

前回やった設問の結果がすべてで、体感幻覚も離脱症状もわかっておらず、家内が飲んでいた薬の種類や量も少ないほうだから、断薬しても離脱症状も体感幻覚もありえないというようなことを言っていました。躁うつ病とこの痛みについての相関を尋ねても、「まあ、あります」とだけ答えました。

人間誰しも多少の躁状態になったり、うつっぽくなったり、ありますよね？と尋ねても、「えー、まー」と言い、家内が薬を一週間飲み忘れて、その後、過覚醒し（ちょっとよくなったと勘違いしたことをハイテンションと言いすぎたかもしれません）、一ヶ月半後にどーんと落ち込んだことが躁うつ病のキャリアだと言っていました。

認知行動療法はいつやってくれるのか尋ねると、もう少しどの方法が合うのかじっくり検討する必要があると、次回以降持ち越しとなりました。終始歯切れが悪く、説明もおぼつかず、躁うつ病にして薬物治療にもっていきたいのがみえみえでした。

次回、五月一二日ですが、これを最後にしようと思います。


しかし、このメールをもらった日の夜から千春さんは体調を崩した。胸が苦しく、落ちつかず、気持ちが落ち込んでいるようです、と順平さんは書いてきた。そして「躁うつ病ですかね（笑）」と。

それに対して、私はあわてて返事を書いて送った。「躁うつ病では絶対にありません。離脱症状の揺り戻しです。きっかけはやはり、躁うつ病と繰り返し言われたこと。時間とともにまたよくなっていきます。奥様にもお伝えください」。翌日順平さんからメールが来た。


ありがとうございます。伝えます。家内の様子ですが、胸が苦しく、気分の落ち込みがひどく、悪寒などの症状があり、私は予定していた出張を取りやめました。

やはりC医師に躁うつ病とインプットされて、とても怖がっています。


しかし幸いなことに、翌日には回復したようである。よく眠ることができ、頭がすっきりし、それが自信になったのか、今の自分の状態は躁うつ病ではなく離脱症状の揺り戻しであることを理解したようだと順平さんが知らせてくれた。そして、二人で話し合い、この大学病院は百害あって一利なし、病気でもないのに病気にされてしまうので、もう通院はやめることにしたとのことである。

五月二四日にはこんなメールが届いた。

その後の家内の経過ですが、頭の中はとてもクリアで、薬を飲む前どころか、義妹が亡くなる前の天真爛漫で明るく行動的な仕切り屋になって、私自身が煽られてしまうくらいな状況です。まだ痛みが少しあるようですが、あの大学病院にはバカらしくて行きませんでした。

もう少し痛みの緩和が見られたらぜひ、嶋田さんに家内を会わせたいと思っています。今まででいろいろなアドバイスをいただいたので、少しでも精神薬で苦しんでいる方への参考事例になれば幸いです。

ただ家内の環境は離脱症状と立ち向かうのにとてもよいものだったと思います。人里離れた田舎で、奇声をあげても許され、父母は健在、姉も五ヶ月サポートに来てくれて、私もサラリーマンをやめて自営でサポートでき、嶋田さんや笠先生に貴重なアドバイスをいただき、××薬局でほどよい漢方を処方してもらい、犬や花木に癒されて……なかなか一般的にはないと思います。

私も先月から仕事をしはじめました。数ヶ月収入がありませんでしたので、気合いを入れております。またご連絡させていただきます。

双極性障害という流行病

それにしても、離脱症状による体感幻覚、その痛み治療のために訪れた病院で、痛み治療が行われることなく、双極性障害という診断を受けるとは。

私はこの「双極性障害Ⅱ型」はほとんどが医原病と考えている。

少し前までなら、抗うつ薬によってかなりテンションが上がって、自分でも思いもかけない行動、たとえば、必要でないものを次々買って散財したとか、ギャンブルにはまったとか、勢いにのって水商売のアルバイトを始めたとか、そういうことを抗うつ薬の副作用として訴える人が私のブログにも大勢登場している。そして、その頃（四、五年前）には、それを双極性障害と診断する医師はあまりいなかったのだ。うつ病の診断のもと抗うつ薬を処方され、症状が改善しないまま、躁転を含む副作用だけを経験して、苦しくつらい思いをしながらも抗うつ薬の減薬、断薬を行うことで精神医療から離れていくことができたのである。

ところが、今は、それで終わりにしてくれない。うつ病のあとは、双極性障害という病気が待っていて、またしても別の薬物治療が始まるというわけだ。

千春さんの場合も、薬を飲み忘れたときに現れた過覚醒を躁病エピソードと受け取られ、その後の落ち込みから双極性障害という思いもかけない診断を下されている。抗うつ薬の副作用のハイテンション同様、過覚醒も薬剤性の症状であるにもかかわらず、医師はそういう見方をせず、その人の病気と見なす。医師は、まるで目の前の患者を「双極性障害」にしたくてしかたがないかのように、その病気の要素をかぎまわっている。流行り病の所以である。

次章では、この流行病としての双極性障害について考えてみたい。

＊1――医師は最初から多剤大量処方を行うわけではない。このケースのように、最初は一剤だった抗うつ薬も、症状の改善が見られないと、薬を変えるより、追加で薬を上乗せするパターンが多く、それを繰り返していくことで、結果的に多剤大量処方となるわけだ。そして、これが精神医療被害の一つの大きな原因になっている。

＊2――薬の副作用を副作用と見抜けず、病気の症状（悪化）ととらえて、その症状を抑えるための薬が追加で処方、あるいは強いものへと移行していくケースがじつに多い。そしてさらなる副作用の出現にさらなる処方という繰り返し。ここで千春さんに抗精神病薬が処方されたのは、「夢と現実がわからず」という症状（言うまでもなく、これは薬の副作用による症状）を統合失調症の症状ととらえたためと思われる。

＊3――アーテンなどの抗パーキンソン病薬（他にアキネトン、タスモリンなどがある）は、抗精神病薬の副作用止めとして、抗精神病薬とセットのように処方されることが多い（これも日本独特の処方パターンである）。しかし、副作用が出ているということは、抗精神病薬

の量が多すぎるという体のサインである。『抗精神病薬の「身体副作用」がわかる』（医学書院）の著者、長嶺敬彦医師は、同書のなかで抗精神病薬の副作用止めとして抗パーキンソン病薬を処方することは、「副作用止めのつもりが次なる副作用をつくってしまうという、たいへんに危険な処方なので避けるべきです」（一一七頁）として、「EPS（注・錐体外路症状）が出現したら、最初に行うべきことは『抗精神病薬の減量』であり、『変更』です」（一二三頁）という。抗パーキンソン病薬の主な副作用は、便秘、閉尿、さらに認知機能の低下、幻覚妄想など、抗精神病薬と同等の深刻なものがあるのだ。

＊4――ドグマチール（一般名スルピリド。ジェネリック医薬品として、ミラドール、アビリット、スルピリドなど多数発売されている）は分類としては非定型抗精神病薬であるが、適応は（日本の場合）、統合失調症、うつ病、胃潰瘍・十二指腸潰瘍と、少々変わり種である。胃部の不快感などを訴えると、内科などでもわりに気軽に処方されるが、抗精神病薬＝ドパミン遮断薬であるから、副作用に薬剤性パーキンソン症候群、高プロラクチン血症（注・プロラクチンというホルモンの血中濃度が高くなることで、乳汁が出たり、月経異常〈無月経〉、性欲低下、勃起障害になったりする）などがあり、日本うつ病学会では、そうした重い副作用をかんがみて、うつ病治療薬として「スルピリド」を推奨していない。

＊5――離脱症状が耐えられない場合、薬を再服薬することで、症状緩和につながることがあるが、それは減薬、断薬を目指す者にとって一種の「敗北」を意味すると受け取るむきがある。A医師のこの発言は、要するに、減・断薬してつらい症状が出るのは当たり前、それは飲んできた「あなた」（あるいは飲ませてきた家族）のせいなのだから、それに耐えるのは当然であり、もしそれができないのなら、また薬を飲んで、薬漬けになればいいではないか、ということを意味していると思われる。

＊6――ジスキネジアは、抗精神病薬を長年飲んでいると時として見られる副作用で、主に口、頬、舌、下顎に見られる不随意運動のこと。口がモグモグしたり、頬がピクついたり、抗精神病薬の副作用である錐体外路症状の一つである。

＊7――解離性幻覚とは、たとえば千春さんが「お前らは悪魔だ、殺してやる」といった症状から考えられる状態である。「解離性」という言葉は耳慣れないかもしれないが、「多重人格」という言葉を知っている人は多いだろう。多重人格も解離性症状の一つであり、解離性同一性障害ともいい、解離性症状のなかでも一番重い状態とされている。「解離」は、人間の防衛本能から起きると考えられている。大きな精神的苦痛を受け、かつ子どものように心の耐性が低いとき、「これは自分に起きていることではない」と思い込むことで、自分の心を守ろうとする。限界を超える苦痛や感情を記憶喪失というかたちで自分自身から切り離す、そのとき解離状態となり、さまざまな症状（幻聴、幻視、遁走、二重〈多重〉人格など）を呈するようになるのだ。

＊8――躁うつ病（双極性障害）については第二章で詳しく述べるが、これは医原病の要素が濃い。双極性障害はI型とII型に分けられているが、違いは「躁状態の程度」である。（I型が躁状態が激しいのに対して、II型の場合、躁状態は比較的軽い）。しかし、一度でも激しい躁状態があれば、その後が軽躁やうつ状態だけでも「双極性I型障害」と診断される傾向にある。

＊9――離脱症状としてとらえる期間は医師によってそれぞれであるが、二〜三週間という医師が多いように感じる。しかし、離脱症状というのはあくまで「症状」であるから、薬が体から抜けたからといって、即その症状が治まると考えること自体不合理ではないだろうか。

第二章　流行病としての双極性障害

六割の患者が抗うつ薬の治療後に「双極性障害」に移行している

うつ病治療を続けたあとに現れる双極性障害という病——うつ病の治療を一〇年ほど続け、ここにきて「双極性障害」（多くはⅡ型）と診断が変わったという人はじつに多い。このあたりの事情について、『心の病の「流行」と精神科治療薬の真実』（福村出版）のなかで、著者のロバート・ウィタカーは次のように書いている。

「（イェール大学医学部の研究者らは）一九九七～二〇〇一年にうつ病または不安障害と診断された患者八万七二九〇人の記録を検討し、抗うつ薬治療を受けた患者が年七・七パーセントの割合で双極性障害に転換していることを確認した。これは、抗うつ薬への曝露がない患者の三倍にのぼる数値だった。その結果、長期的にみると、最初に単極性うつ病と診断された患者の二〇～四〇パーセントが今日では、最終的に双極性障害に転換している。それどころか、全米うつ病・躁うつ病協会が実施した近年の調査によると、双極性と診断された患者の六〇パーセントが、最初は大うつ病だったが抗うつ薬の使用後に双極性に変わったと回答した。

これは、双極性患者を恒常的に作り出すプロセスの存在を物語るデータである」（二六八頁）

うつ病として抗うつ薬治療を受けた患者の、なんと六〇%もの人がのちに双極性障害と診断が変わっているというのだ。これの意味するところは、最初のうつ病という診断が誤診で、そもそもが双極性障害患者だったということだろうか。いや、そうではないだろう。抗うつ薬による治療の結果としての、「うつ病→双極性障害」への移行であるとウィタカーはいっているのだ。

アメリカで起こったことは、少し遅れて日本においても起こることになる。というのは、一九九九年、日本に抗うつ薬SSRIが導入され、うつ病患者を量産したSSRI現象[*1]が起こったが、この現象は、すでにアメリカでその数年前から現れていたものだ。とすれば、SSRI現象を経験したアメリカが今、双極性障害流行りになっている……日本においても同様の現象は起きるだろうことは容易に想像がつくというものである。

事実、二〇一三年三月には、日本うつ病学会のなかに「双極性障害委員会」というのが新たにつくられ、ホームページ上で双極性障害の啓蒙がさかんに行われている。また、治療ガイドラインも作成されて、治療薬として気分安定薬（リーマス、ラミクタール、デパケン、テグレトール）や非定型抗精神病薬（ジプレキサ、エビリファイ、セロクエル〈適応外〉、リスパダール〈適応外〉）などが挙げられ、薬物治療が第一選択になっている。

ところで、抗うつ薬治療後に現れる双極性という症状は、薬剤のからまない双極性障害と同等にとらえてよいものなのだろうか。

アメリカの診断基準であるDSM*2（Ⅳ）では、抗うつ薬によって引き起こされた（軽）躁病様のエピソードは双極性障害ではない、としているが、この説は最近では覆されており、抗うつ薬によるものも双極性障害であるという主張が主流になっているようだ。現に、患者にはっきりそう説明する医師もいる。

抗うつ薬でうつ病治療をして、テンションが上がった状態（躁転）を双極性障害と診断し直す。それどころか、躁のエピソードがまったくないにもかかわらず、単に一〇年以上、抗うつ薬でうつ病治療をしているのによくなっていないという一点だけで、双極性障害と診断が変わる人もいる。これはすごいことである。うつ病と診断されて長年治療を続けてもよくならない人が、今度は全員、躁状態を経験しないにもかかわらず、双極性障害という病気にされてしまうかもしれないのだ。

抗うつ薬で改善しないのはうつ病ではないから、という理屈はある意味で当たっているが、だから別の病気だったというのは、医師にとって（あるいは製薬会社にとって）まことに都合のいい話である。

かつて躁うつ病は治りやすい病気だった

そもそも躁うつ病というのは長期的転帰はきわめて良好な病気だったのである。ただし、それはリチウムなどの薬物療法が始まるまでのことだ。

ウィタカーは前出の著書のなかでこう書いている。

「ワシントン大学（セントルイス）のジョージ・ウィノカーは、一九六九年の著書*Manic Depressive Illness*において単極性うつ病と双極性障害を別のものとして扱い、この区別に基づき躁うつ病（注・うつ病のみ躁病のみの患者も含まれる）に関する文献をレビューして「双極性」患者のデータを分離した。（中略）様々なデータを総合すると、双極性障害は珍しい病気だった。（中略）

ウィノカーが発見したように、薬物療法が始まる以前の躁病（注・現在の双極性障害）患者の長期的な転帰は極めて良好だった。（注・①〜④と分けたのは筆者による）

①ホレイシオ・ポロックは一九三一年の研究で、躁病の初回発作によりニューヨーク州立精神病院に入院した患者の五〇パーセントには（一一年の追跡調査期間中に）二度目の発作が起こらず、三回以上のエピソードを経験した患者は二〇パーセントにとどまったと報告した。

②ジョンズ・ホプキンス大学医学部のF・I・ワーサムは、一九二九年に躁うつ病患者二〇〇〇人を対象とした調査を行い、躁病集団の八〇パーセントが一年以内に回復し、長期的入院が必要だったのは一パーセント未満であることを確認した。

③グンナー・ルンドクイストの研究では、躁病患者一〇三人のうち七五パーセントが一〇カ月以内に回復し、その後二〇年間、患者の半数は一度も発作を起こさず慢性的な経過をたどったのは八パーセントにとどまった。この患者集団のうち八五パーセントは『社会的回復』を遂げ、以前の

仕事を再開した。

④ 最後に、アイオワ大学のミン・ツァンは、一九三五～四四年に精神病院に入院した躁病患者八六人の続く三〇年間の経過を調べ、七〇パーセント近くが良好な転帰を示したこと、すなわち結婚してマイホームを持ち、仕事をしていることを確認した。この長期にわたる追跡調査期間中、半数は無症状だった。総じてツァンの研究では、躁病患者は単極性患者と同じように経過が順調だった」（『心の病の「流行」と精神科治療薬の真実』二六五～二六六頁）

ウィタカーが示した①～④の研究はいずれも、一度はエピソードを経験しても、その後多くの患者が「自然治癒」していった事実を述べている。

ところが、である。現在のアメリカの状況はというと、「NIMH（注・アメリカ国立精神衛生研究所）によると、……成人の四〇人に一人が双極性障害を抱えている」（同二六六頁）というのである。

ウィタカーは続けてこう書いている。

「……この驚くべき罹患率上昇の原因を把握する必要がある。一番手っ取り早い説明は、精神医学の進歩により診断の境界線が大幅に拡大したというものだが、それは原因の一つに過ぎない。向精神薬（合法、非合法を問わず）が、双極性障害の急増に一役買っている」（同二六六～二六七頁）

ジプレキサが適応になった途端、双極性障害患者があふれ出した

ここで日本の状況に戻って考えてみたい。

日本ではここ最近、うつ病から双極性障害へと診断の変わる人が激増している。事実、私のところにもそういう話がいくつも届いている。

その理由として、抗うつ薬で改善しないのはもともと病気がうつ病ではなく、双極性障害だったからという説明がなされるが、そういう理屈は医師にとってひどく都合のいいものであると前に書いた。なぜ、都合がいいのかといえば、一つには、その患者がいつまでも患者でいてくれる点である。さらに、抗うつ薬による治療の失敗を、医師として、別のものに転嫁できるという利点もある。あるいは単に最近の流行に乗れるという一種の満足感も医師のなかにあるかもしれない。

しかし、最近の安易な双極性障害への診断見直しは、製薬会社のマーケティング戦略に医師が安易に乗っかった結果と思われる。製薬会社の戦略というのは、つまりこういうことだ。

たとえば、ジプレキサという薬はもともとは統合失調症の薬である。これが二〇一一年に世界各地で特許切れを迎え、製造販売元のイーライリリーはかなりの減収が見込まれた。そこでイーライリリーが行ったのは、ジプレキサを双極性障害の躁にも、それだけでなくうつにも効く薬として新たに申請することだった。そして、躁への適応が二〇一〇年、うつへの適応が二〇一二年、それぞれ認められたのである。新たに申請が通った部分については、特許は継続するというカラクリだ。

それにしても、うつにも躁にも効果がある薬というのは、何なのだろうか。さらに、製薬会社の思惑通りに申請が通ってしまうというのは、どういうことなのだろう。

ちなみに、イーライリリーのホームページ上に公開されている二〇一二年の通期業績を見ると、売上高二二六億三四〇万ドル（前年比七％減）、営業利益四七億三四二〇万ドル（同一四％減）、純利益四〇億八八六〇万ドル（同六％減）の減収減益になっている。そして同社は、減収の理由として、昨年まで同社のトップ商品だった抗精神病薬／双極性障害治療薬・ジプレキサが、日本を除く主要国で特許切れとなり、前年比六割を超える減収となったためと分析。しかし、イーライリリーの会長でありＣＥＯのジョン・レックライター氏は、その減収も「（サインバルタ等）他の製品の成長により一部相殺されました」と述べている。事実、サインバルタは前期比二〇％増の伸びを示しているのだ。

特許切れで減収になったものの、適応拡大した部分があるので、減収もそれなりに抑えられたはずである。そして、サインバルタの登場――。

サインバルタというのは抗うつ薬（ＳＳＲＩ）である。テレビのコマーシャルでご記憶の方も多いと思うが、二〇一三年頃テレビなどでさかんに流されていた「うつの痛み」というフレーズ。これは、イーライリリーと塩野義製薬が共同で制作したＣＭで、サインバルタを売るためのものだった。

日本の場合、医師が処方する薬については固有名を掲げての宣伝は禁止されているため、こういうかたちのＣＭになるが、同様のものは現在他にもたくさんある（たとえば、武田鉄矢氏が出演してさかんに訴えている神経障害性疼痛は、ファイザー社とエーザイが発売する抗てんかん薬のリリカ〈一般名プレガバリン〉という薬のＣＭだ）。

しかし、サインバルタの「うつの痛み」のＣＭに関しては、医師や患者、家族から抗議の声があがった。読売新聞の記事にこうある。
「CMは、体の痛みをうつ病の主症状のように伝えたが、国際的な診断基準に体の痛みはない。……『体の痛みで落ち込んだだけでうつ病にされる。薬を売るための過剰啓発だ』との厳しい批判は続いている。……フジ虎ノ門健康増進センターの斉尾武郎センター長（精神科医）は『体の痛みを抱えるうつ病患者は多いが、うつ病が体の痛みを生むという科学的証拠はない。不適切だ』と指摘する」（二〇一四年二月一日付読売新聞）

こうした批判を受けて、このCMは徐々にテレビから姿を消したが（イーライリリー、塩野義製薬のホームページには残っている）、製薬会社は時として、このようになりふりかまわぬ方法でその巨体を維持しようとする。特許切れの薬を適応拡大して（あるいは、徐放剤への変更など、剤型を変えることでも特許が伸びる）、延命をはかるやり方は、ある意味で製薬会社の「常識」（常套手段）ともなっている。

規模としてイーライリリーと双璧なのが、SSRIのパキシルを製造販売するグラクソ・スミスクライン（GSK）である。GSKは、双極性障害の薬として、ラミクタールをもっている。これもともとは抗てんかん薬だったが、二〇一一年に双極性障害に適応拡大されている。さらに、双極性障害の治療薬として、大塚製薬が販売するエビリファイもあるが、これも同じように特許切れを迎えるにあたって、もともとは統合失調症のための薬（抗精神病薬）だったものが、二〇一三年、双極性障害の躁にも使えるように適応拡大されたのだ。

こうした流れを見ていくと、まさに、一九九九年にSSRIが日本に入ってきたときに繰り広げられた「うつ病キャンペーン[*3]」と同じことが今展開しているように見える。ＳＳＲＩが登場して、うつ病患者が飛躍的に増えたように、今度は、その抗うつ薬で治療してきたうつ病患者を、スライド式に双極性障害患者として量産し、新たな薬物治療にさらす――平たくいえば、どこまで行っても患者を手放さず、製薬会社や医者たちの「飯のタネ」にしているということである。

ケース2　マキさんの場合――うつ病治療一〇年

仕事で忙しくしていた二三歳のとき、マキさん（仮名・三八歳）はパニック発作を起こし、大きな病院を受診するとパニック障害と診断された。とりあえず、リーゼ（チエノジアゼピン系抗不安薬）とデパス（チエノジアゼピン系抗不安薬）を二週間分処方されたが、症状が軽かったためか、医師は遠いこの病院に通うより近くのクリニックに通院したらどうかと提案し、マキさんはその言葉に従った。

しかし、近所の心療内科を受診すると、パニック障害ではなくうつ病との診断、パキシル（ＳＳＲＩ）を飲むように言われた。この心療内科には三〜四年ほど通院し、その間、パキシル、ドグマチール（非定型抗精神病薬）、マイスリー（非ベンゾ系睡眠薬）、複数の抗不安薬、トレドミン（ＳＮＲＩ〈セロトニン、ノルアドレナリン再取り込み阻害薬〉。ＳＳＲＩがセロトニンだけに働きかけるのに対して、ＳＮＲＩはノルアドレナリンにも働きかけ、より「意欲」を高めるとされている）などが処方された。そして医師から仕事を休むように言われ、マキさんはその言葉通り休職した（その後退職している）。

数年後、結婚をして、それを機に総合病院の精神科に転院した。そのときの薬は、パキシル、ワイパックス（ベンゾ系抗不安薬）、コンスタン（ベンゾ系抗不安薬）、マイスリーなどである。

抗うつ薬を飲みはじめて五年ほどが経ち、副作用で体調が悪化したため医師に減薬を申し出た。医師はとくに反対もしなかったため、マキさんは自分で薬を減らしてみた。すると、不安感に襲われたり、体が硬直したりした。そのことで「病気が再発した」と思い（医師もそう言い）、それでまた薬を飲むことになった。医師から離脱症状についての説明は一切なかった。

その後、抗うつ薬がパキシルからジェイゾロフト（ＳＳＲＩ）に変わり、コンスタンがさらに増えた。マキさんは二〇一一年の夏、やはり体調の悪化を感じて、ともかくジェイゾロフトを減薬、二ヶ月後の一〇月に断薬した。

しかし、一二月、再び体調不良となり、身内の勧めもあって、マキさんは病院を受診した。そこで初めて双極性障害と診断されたのだ。薬は、これまで飲んでいたものを一気にやめて、代わりにラミクタール（気分安定薬）、メイラックス（ベンゾ系抗不安薬）が処方された。

しかし、薬を飲んでも安定せず、それどころか寝たきり状態に。パニック発作も起きるようになったため、医師はラミクタールからジプレキサ（非定型抗精神病薬）に変薬。しかし、一ヶ月もすると首に違和感を覚え、医師に告げると、ジプレキサから今度はデパケンＲ（気分安定薬）に変更となった。半年ほど何とか服用したが、副作用が強くて飲めないと言うと、結局最初の薬、ラミクタールに戻ったという。

医師からは「もう治らない」と言われ、マキさんは精神障害者手帳の二級を取得。ラミクタール50㎎（25㎎×2）を飲みつづけ、二〇一二年はほとんど寝たきりで、家事などできる状態ではなく、精神的にも不安定となり、夫婦仲は壊れてしまった（それでも離婚はしていない）。

そして、しんどいながらも二〇一三年八月の末に自己判断でメイラックスを断薬。またしても寝たきりになってしまった。筋肉が硬直し、三ヶ月ほど頭が回らずボーッとした状態になった。それでも少し落ち着いたところで、一〇月末に今度はラミクタールを断薬した。

断薬直後は大した変化もなく過ぎたが、一ヶ月経った頃、つらい症状が出てきた。激しい焦燥感、ソワソワ、ドキドキ、間がもたない、不安感、見捨てられ感、淋しい、人と話したい、会話が止まらない、思ったことをすぐ口にしてしまう。家にいられない、歩かないとドキドキが止まらない。休まらない……。にもかかわらず、頭はうつ状態で、興味、感情がない。激しく泣く。笑ったりもする。マキさんが言う。

こんな症状は初めてです。これがどんどんひどくなって、ある日レジに並んでいたらじっと立っていられなくなり、変な人と思われるんじゃないかと感じて、そのまま病院へ行きました。

そして、二〇一四年二月。断薬したラミクタール25㎎が再開された。

夫婦関係は、今も悪いです。夫は私を夫の友人たちに会わせてくれなくなりました。私は、一人ぼっちです。今の医者がこんなことを言っていました。「双極性障害は、人間関係を破壊する病気だ」と。今、そのまんまになっています。だから怖いです。

アカシジアを双極性障害の躁の症状という医師

マキさんによると、病院で双極性障害と診断された理由は、「抗うつ薬を一〇年飲んでもうつがよくなっていないから」と説明されたという。彼女の場合、躁病エピソードは一切ないにもかかわらず、うつ病治療でよくなっていないから、双極性障害という診断である。うつ病治療でよくなっていないのは、そもそもうつ病ではなかったからかもしれないのだが、そういう視点は精神科医にはないらしい。

マキさんの経過を見るといろいろなことがわかる。

まず、ずっと飲んでいた抗うつ薬（パキシルから途中でジェイゾロフトに変更されている）を自己断薬し、おそらくその離脱症状で体調を崩したときに再受診をして双極性障害の診断である。そして、ラミクタールが処方された（それが二〇一一年のこと）。ラミクタールが双極性障害の薬として適応拡大されたのが二〇一一年であり、医者がさっそく試してみたくなったのかもしれない。

しかし、ラミクタール服用後は寝たきり状態になってしまった。それで、ラミクタールに変えてジプレキサの処方である。これは抗精神病薬なので副作用もさまざま（とくにジプレキサは体重増加、便秘、口渇、過鎮静と副作用が多い）出て、処方が今度は気分安定薬のデパケンRに変わって、それも合わずに、結局、最初のラミクタールに戻っている。

つまり、どれも効果はなかったということだが、何か薬を「処方しなければならない」医師にしてみれば、マキさんにとって副作用が一番少なかったラミクタールに戻したということだろう。

しかし、そのラミクタールを断薬したところ、焦燥感、不安感、じっとしていられない、動かないと気が休まらない、人と会いたい孤独感、一方で非常なうつ状態という症状が出て、結局、ラミクタール25mgの再服薬である。そのとき医師からは「双極性障害の混合型」とマキさんは説明されている。「混合型」とは、躁状態からうつ状態へ、あるいはうつ状態から躁状態へと変わるときに出てくる症状で、たとえば、「双極性障害委員会」が作成した、「双極性障害（躁うつ病）とつきあうために」というパンフレットによればこういうことらしい。

「気分は落ち込んだり不安が強いのに、頭の中では『ああでもない、こうでもない』といろいろ考えて、じっとしていられないというように、気分はうつなのに考えや行動は躁の症状になっている、あるいはひどく興奮して行動は活発でしゃべりつづけているのに、気分は死にたくなってしまうほど憂鬱だというふうに、躁とうつの症状が混ざって出てくる状態」を指すようだ。

しかし、医師から「躁」とされたマキさんの状態——じっとしていられない、動かないと気が休まらない等々――これはアカシジアの症状ではないだろうか。アカシジアとは抗精神病薬の副作用の錐体外路症状の一つで、ベンゾの減薬時に離脱症状としても出現する。「静座不能」ともいわれ、その名の通り、座ったままでいられない、じっとしていられない、下肢のムズムズ感の自覚症状があり、始終足踏みをしたり、貧乏ゆすりをしたり、姿勢を頻繁に変えたり、目的もなく徘徊するなどの行為、行動として現れる（のちにマキさんには笠医師〈二八頁参照〉を紹介しアドバイスをもらったが、笠医師もアカシジアとの判断だった。しかし、マキさんはなかなかそれを受け入れることができないようだった）。

アカシジア――とくにマキさんの場合は、薬をやめてから出ているので遅発性アカシジアだが、それを見抜けない医師は意外に多い。これもブログに登場してくれた人の例だが、アカシジアを躁状態と誤診されてデパケンを処方され、今度はその副作用で薬剤性のパーキンソンになってしまったという人もいる。さらに子どもの場合、アカシジアによる徘徊を多動と見なされ、ＡＤＨＤと診断、そのための薬*4（ストラテラ〈非中枢神経刺激薬〉）を処方されたという人もいる。

双極性障害診断の流行以前

足かけ五年、ブログをやっていて実感するのだが、最初の頃は、双極性障害と診断されたという話はほとんど私のところには来なかった。多くは「うつ病」と診断され、抗うつ薬とベンゾ系の薬を多剤大量に処方され、その副作用、あるいは減薬時の離脱症状でたいへんな目に遭ったという体験談である。

たとえば、こんな具合だ。パニック障害から抗うつ薬デプロメール（SSRI）とトフラニール（三環系抗うつ薬。第一世代の古いタイプの抗うつ薬で、効果が強い反面、副作用も強い）、それにベンゾ系のメイラックス（抗不安薬）を処方されて、それを一五年ほど飲んでいた女性がいた。抗うつ薬二種にベンゾである。躁転、さらにベンゾによる脱抑制（感情の抑制がきかなくなること。ベンゾを飲みつづけるということは常に酒に酔った状態にあるといってもいい）……。かなりテンションがあがって、パチンコ通い、ゲームセンター通い、買い物依存に陥った。とてもそんなふうには見えない、おとなしいタイプの女性だが、その後なんとプロレスにはまって、年に五〇試合も見に行くようになったという。試合後の血だらけになったレスラーと一緒に写真を撮るのが何より楽しかったと。

この状態を精神科医に告げれば、間違いなく双極性障害の診断になるだろう。だが、幸いなことに、この女性は、そうした診断が下る前に、薬をやめて、精神科から離れていった。一五年服薬しての断薬のため、相当つらい思いをして減薬、断薬に至ったが（今でも体がしびれるという後遺症がある）、それでも精神科と縁を切ったことで、ラミクタールやジプレキサの処方を受けずにすんだともいえるのだ。

少し前なら、こういう話がほとんどだった。抗うつ薬で躁転して、思いもかけない大胆な行動に出たり、桁外れの浪費をしたり……。それがかなりつらい記憶として残っている。人格が変わってしまった自分を振り返るのがつらい。友だちも失ったし、しゃべることも誇大妄想的だったので、思い出すと死にたくなる。そういう深い心の傷になっていることはあるが、ともかく薬をやめることで、精神医療と離れることができたのだ。*5

しかし、今はその「続き」があるのである。以前のように、躁転を放っておいてくれない。うつ病から双極性障害、これは一種の流行病である。現にこの女性も、最後のクリニックをやめるとき、一応転院を申し出て紹介状を書いてもらっているが、転院するつもりもなかったので、紹介状を開いて見たところ(私も見せてもらったが)、傷病名の欄に「双極性障害の疑い」と書いてあった。つまり、このまま治療を続けていたら、間違いなく双極性障害にされてしまったということだ。

しかし、「躁」を疑わせるギャンブルも買い物もプロレスも、今ではまったく興味がなく、どちらかというとひきこもりがちだった以前の性格に戻って、ほとんど外出をしない生活を送っているという。ここで「治療」をやめたので、「被害」がここで止まったということもできるのだ。

マキさんのその後

結局、マキさんは、今の症状がアカシジアである(つまり、病気ではなく、薬の副作用、離脱症状であるから、もう少し辛抱すれば改善するはず)と考えるより、今の症状に耐え切れずに、ラミクタールをさらに増量してしまった。自分は本物の双極性障害であるから、薬を飲む必要があると思い(込もうとして)、そう決断をしたようだ。マキさんのメールから。

まだまだアカシジアについては理解不足ではあり、この症状がアカシジアなのか双極性障害なのか判断しかねています。（主治医が言うように）双極性障害の混合状態に合致する気もします。

薬をやめたいですが、やめると症状が出ます。止まりません。四ヶ月耐えましたが、どんどんひどくなりました。すごく歩きました。人と話したくなりました。孤独感、焦燥感、不安感が出ました。しかしこの症状は気分安定薬（ラミクタール）断薬後に初めて出た症状なんです。SSRIをやめたとき、ベンゾをやめたときにはありませんでした。

気分安定薬の断薬を試みている方のブログにヒットしたことはありません。皆さん双極性障害を受け入れています。でないと、暴走を止められないからです。

双極性障害と自殺

イーライリリーのホームページ内にある「双極性障害（躁うつ病）情報サイト」には、以下のような記載がある。

「約一万五〇〇〇人の双極性障害の患者さんを一定期間追跡した海外の研究では、約五人に一人（一九・四％）が自殺で亡くなっています」（Osby et al. Arch Gen Psychiatry. 2001; 58:844-850〈スウェーデンの双極性および単極性障害における自殺の標準化死亡比の研究〉）

双極性障害患者の五人に一人が自殺で亡くなっているという数字は人々に恐怖をもたらすだろう。としたら、何が何でも薬だけは飲みつづけなければいけない、一生服薬も仕方がない、そう思い込ませるのに十分な数字である。

しかし、前出の著書でウィタカーが示した薬物療法以前の躁うつ病の転帰を見れば、この数字がそもそも薬物療法そのものがもたらした結果であることは、容易に想像がつくのだ。事実、ここで提示されているスウェーデンの研究結果の「要約」を読んでみると、調査対象者は、双極性障害として入院治療を受けた患者なのである。つまり、双極性障害と診断され、薬物治療を受けた約五人に一人（一九・四％）が自殺で亡くなっているということだ。それをイーライリリーのホームページでは、数字のいいとこ取りをして、双極性障害を放置するとたいへんな結果になると人々の不安を煽っている。

「放置しておくと重症化する」という言説は、うつ病や統合失調症同様の、疾患啓蒙に姿を借りた製薬会社の販促戦略の一つだが、双極性障害もうつ病や統合失調症同様に、重症化の原因に治療薬の存在があるのだ。ウィタカーが次のように書くアメリカの姿が、数年後の日本の姿になっている可能性はかなり高い。

「……双極性障害は現在、世界における医学的障害の原因として統合失調症に次ぐ第六位に位置すると言われ、双極性障害と診断され薬剤カクテルを処方される人がさらに増加すれば、近い将来に統合失調症を追い抜き、大うつ病に次いでアメリカで二番目に罹患者数の多い精神疾患になると予想される」（『心の病の「流行」と精神科治療薬の真実』二八七〜二八八頁）

＊1――SSRI現象についてはコラム1参照。

＊2――DSMは、アメリカ精神医学会が刊行した*Diagnostic and Statistical Manual of Mental Disorder*（邦訳『精神疾患の診断・統計マニュアル』〈医学書院〉）のことで、症状別に多くの精神疾患が分類されている。『DSM－I』が出たのが一九五二年。その後版が重ねられて、二〇一三年五月に一九年ぶりに改訂され『DSM－5』が刊行されている。ちなみにこの『DSM－5』においては、版数の表記がローマ数字（I、II、III、IV）から算用数字（5）になった。また、同様の診断基準に、世界保健機関（WHO）が設定した「国際疾病分類」（ICD。現在はICD－10）がある。コラム3（七八頁）参照。

＊3――うつ病キャンペーンについてはコラム1参照。

＊4――ADHDの薬としては、ストラテラ（一般名アトモキセチン）とコンサータ（一般名メチルフェニデート）がある。二〇〇七年まではリタリン（一般名メチルフェニデート）が使われていたが、依存性や乱用が問題となり、現在では使えない。しかし、一般名を見ればわかる通り、コンサータはリタリンと同じ成分であり、しかもコンサータの場合、服用後ゆっくり溶ける徐放剤と呼ばれる薬で、このように長時間体内に留まる薬は短期作用型の薬以上に効果が高まるとされている。コンサータ、ストラテラともに、当初は一八歳未満の子どもへの適応しかなく、大人のADHDに対してはリタリンが禁止になった時点で治療薬を失うことになった。しかし、二〇一二年ストラテラが、二〇一三年コンサータが、それぞれ大人のADHDの治療薬として認可されている。

＊5――「ともかく薬をやめることで、精神医療と離れることができたのだ」について。しかし、ウィタカーは著書のなかで、次のように書いている。「……フレッド・グッドウィンは、二〇〇五年の*Primary Psychiatry*のインタビューで次のように説明している。『医原的に双極

性障害を作り出せば、その患者はたとえ原因となる抗うつ薬を中止しても、双極性障害を再発する可能性が高まる。いったん躁病エピソードを経験した患者は、抗うつ薬による刺激がなくともさらなる発作を起こしやすいことが証拠として示されている』。イタリアのジョバンニ・ファバは、これを次のように評した。『抗うつ薬が引き起こす躁病は、単なる一時的な完全に可逆的な現象ではなく、症状悪化の複雑な生化学的メカニズムの引き金となる可能性がある』」(『心の病の「流行」と精神科治療薬の真実』二六八〜二六九頁)。

コラム1　うつ病キャンペーンとセットで現れたSSRI現象の罪深さ

十数年前に繰り広げられた「うつ病キャンペーン」。これが現在の精神医療の荒廃を招いた一つの元凶といってもいい。

キャンペーンでは「うつは心の風邪」というキャッチフレーズを流布させ、「うつ病」を非常に身近な病気、誰でもかかる病気であると人々に信じ込ませることに成功した。キャンペーンは、表向きは病気の理解を促す目的の「疾病啓発キャンペーン」だったが、実態は「精神科受診促進キャンペーン」だったのだ。キャンペーンの手法はまずは新聞広告である。先陣を切ったのは塩野義製薬がうつ病への理解促進とともに、新薬の臨床試験の被験者を募集する、二〇〇〇年二月五日の朝刊だ。更年期うつを体験した女優の木の実ナナさんを起用して、「私は、バリバリの

『鬱』です。」と満面の笑みで訴えかけた。反響は大きかった。

この被験者募集の新薬が日本で認可されたのが前年の一九九九年。ＳＳＲＩ（選択的セロトニン再取り込み阻害薬）と総称される薬である。すでに欧米では八〇年代後半から認可されており、過去の抗うつ薬（三環系、四環系抗うつ薬など）と比べて副作用が少ないといわれ、発売当初は「夢の新薬」などともてはやされていた。

さらに二〇〇二年九月、同じＳＳＲＩのパキシルを製造販売する製薬会社、グラクソ・スミスクライン（ＧＳＫ）が「うつ病啓発キャンペーン」をスタートさせた。九月一〇日の新聞には、『うつ』――大丈夫。病院なら薬もある」という全面広告が掲載され、早期受診を訴えたのだ。と同時にＧＳＫでは、うつに関するホームページを開設し、ネットでの疾病啓発、およびうつ病のセルフチェックリストを掲載して、気になる人は専門医に相談をと、全国の医療機関を検索できるようにした。

こちらの反応もすこぶるよかった。わずか三ヶ月の間にかかってきた専用電話の総コール数は四万件、専用インターネットサイトへのアクセス数は一二万件近くにのぼった。製薬会社の思惑通りキャンペーンをきっかけに、うつ病患者はうなぎ上りに増加した（図１参照）。

うつ病患者の増加とともに、当然のことながら抗うつ薬の売上高も、一九九八年は一七三億円だったものが、ＳＳＲＩ発売の一九九九年には二二〇億円となり、二〇〇〇年には三〇八億円、そして二〇〇六年には八七五億円と順調に右肩上がりに増えている。ちなみに、厚生労働省の医薬食品局の調べでは、二〇〇八年四月から二〇〇九年三月までの一年間に、日本でＳＳＲＩを服

図1　気分障害患者数の推移

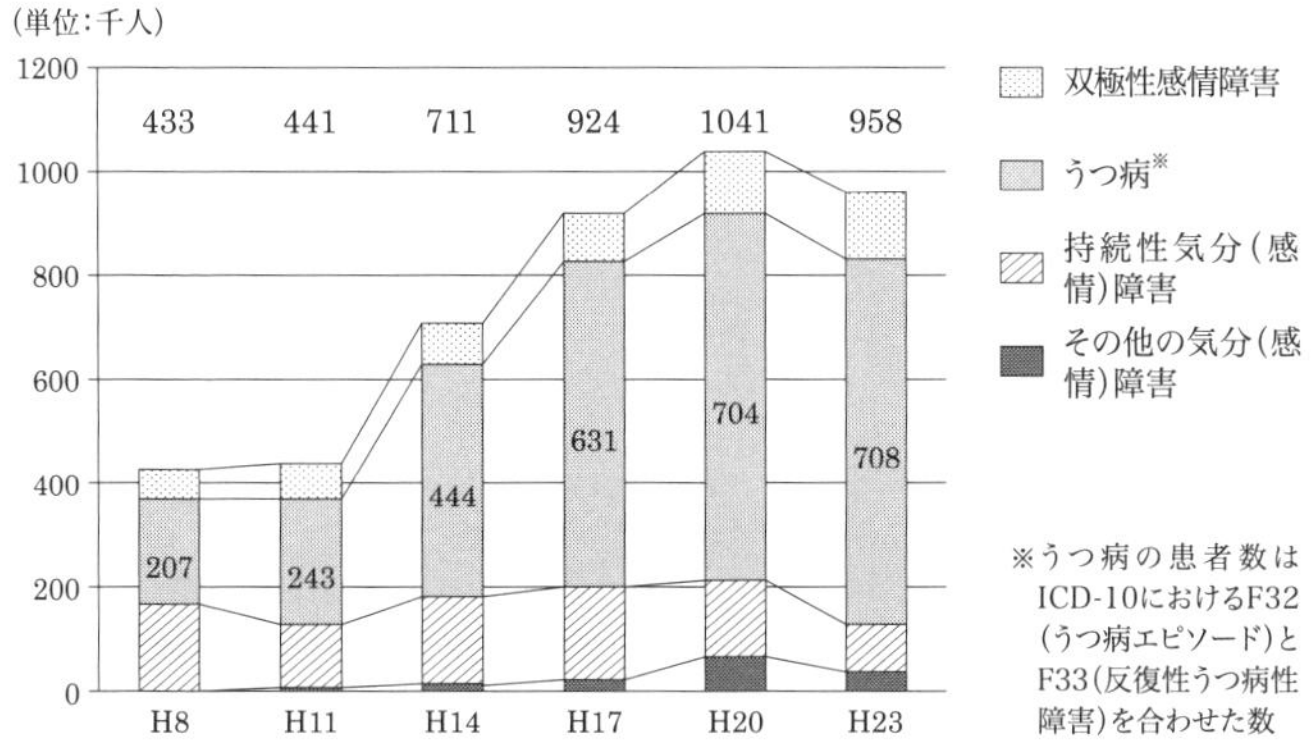

※うつ病の患者数はICD-10におけるF32(うつ病エピソード)とF33(反復性うつ病性障害)を合わせた数

出典：厚生労働省『みんなのメンタルヘルス』(資料：患者調査)
※平成23年の調査では宮城県の一部と福島県を除いている。
※SSRIが日本に入ってきた1999年（平成11年）以降、うつ病が激増しているのがはっきりグラフに表れている。また、患者調査は現段階で平成23年までしか数字が出ていないが、双極性障害の患者数は、平成17年、平成20年、平成23年と微増を続け、おそらくそれ以降大きく伸びるはずだ。

用した人はなんと二六三万人である。そのうちパキシルが一二三万人、デプロメール（別名ルボックス）は八二万人、ジェイゾロフトが五八万人である。

『なぜうつ病の人が増えたのか』（幻冬舎ルネッサンス新書）を書いたパナソニック健康保険組合東京健康管理センターの冨高辰一郎医師は、同書のなかで、SSRI発売と同時にうつ病患者が急増した現象を「SSRI現象」と呼んでいるが、これはすでにアメリカ、フランス、オーストラリアなど世界各国で起こっていた現象で、日本には約一〇年遅れてやってきた。ということは、SSRIを導入すれば、どのような事態が生じるか、アメリ力などの事例から予測は十分ついたのだ。

うつ病キャンペーンはイコールでSSRI販売促進キャンペーンだったことになるが、なぜキャンペーンによって患者数が増えたのだろう。端的にいってしまえば、増えたのはうつ病そのものではなく、うつ病ではないかと感じて医療機関を受診した人の数である。そして多くの人が、製薬会社の思惑通りに「うつ病」と診断され、SSRIが処方された。そこにはうつ病概念の拡大解釈があり、したがってうつ病の過剰診断がある。

患者が増えれば、医師や医療施設も当然のことながら増加する。厚生労働省がホームページ上に発表する統計調査（「平成24年（2012年）医師・歯科医師・薬剤師調査の概況」「平成21年地域保健医療基礎統計」）によると、一九九六年に一万九三人だった精神科医は、二〇一二年には一万六一三六人と約一・六倍に増えている。さらに、精神科や心療内科の診療所（クリニック）の数は激増といってもいい伸びを示している。一九九六年、精神科を標榜する診療所は全国に三一九八軒、心療内科の診療所はわずか六六二軒に過ぎなかった。これが二〇一一年には精神科が五七三九軒、心療内科はなんと三八六四軒まで増加。心療内科は一五年で五・八倍という伸び方だが、これは精神科とつくクリニックよりも「心療内科」のほうが受診しやすいという患者心理の反映だろう。

うつ病の拡大解釈による安易な診断と、とりあえず感覚でのSSRIの処方。結果、副作用に苦しむ人を量産することになってしまったが、さらに今、こうした人たちをそのままスライドさせるかたちで「双極性障害」へと診断が見直されている。どこまでいっても、製薬会社の掌の上で、患者は転がされているだけなのだ。

コラム2　がっかりする抗うつ薬

そもそも抗うつ薬ＳＳＲＩについては、その開発段階から、薬としての真価を問われるような経緯（エピソード）が存在している。この点について『暴走するクスリ？——抗うつ剤と善意の陰謀』の著者チャールズ・メダワー（注・英国で医療消費者運動を展開）は同書のなかで次のように書いている。「プロザック（一般名フルオキセチン）（注・最初のＳＳＲＩで日本では未発売）の開発過程では、これをうつ病治療剤として使おうという着想はなかった。一九七二年にフルオキセチンを合成してからかなり後になっても、リリー社（注・イーライリリーのこと）はこれを何の薬として売るか決めかねていたのである。脳内セロトニンの量に変化を及ぼすことは分かっていたが、うつ状態の改善にはっきりした効果は見られなかった」（一七四頁）。

じつは、ウィタカーによるとすでに一九五〇年代に「うつ病の原因は脳内のセロトニン不足が原因」という「セロトニン仮説」の端緒は登場していたのだ（『心の病の「流行」と精神科治療薬の真実』九四頁）。しかし、この仮説はその後、複数の研究によって否定的な見解が示され、一九八四年ＮＩＭＨ（米国立精神衛生研究所）の研究によって決定的になった（同一一一頁）。

にもかかわらず、イーライリリーは、何の薬として売り出すべきか迷っていたプロザックを発売する際「セロトニン仮説」を採用し、うつ病治療薬としたのである。そして、皮肉にもこの薬は大衆に受け入れられることになった（同一一一〜一一二頁）。

これに乗じたのが当時リリー社とライバル関係にあったスミスクライン・ビーチャム社（注・SKB、グラクソ・スミスクライン〈GSK〉の前身）である。SKBはパロキセチン（＝パキシル）の開発権をもっていたが、これはプロザックに比べてより多くセロトニン濃度を高めるという特徴があり、SKBは販売戦略としてこれを強調することにした。『選択的セロトニン再取り込み阻害剤（SSRI）』という用語を造ったのはSKB社である」（『暴走するクスリ？』一七八頁）。

「セロトニン仮説」にからめたSSRIの効用は至極単純な説だが、単純ゆえ、この仮説は多くの国の人々に受け入れられ、SSRI市場は膨らみつづけた。日本にSSRIが登場したのが一九九九年。そして、二〇〇〇年には、GSKによる「うつ病キャンペーン」（コラム1〈六九頁〉参照）が大々的に行われて、SSRIは日本全国に浸透することになったのだ。

しかし、その「被害」はすぐに表面化することになった。二〇〇二年には英国でパロキセチン（注・英国での商品名はセロキサット）への批判が起こり、BBCの「パノラマ」という番組が「セロキサットの秘密」という特集番組を放映するや大きな反響を呼んだ。その後、同じ英国のハル大学の心理学者アービング・カーシュが行った試験結果（二〇〇八年）は世界に衝撃を与えた。「軽度・中度のうつ病患者に抗うつ剤は不要　英研究結果」（AFP、BBニュース、二〇〇八年二月二七日、発信地ロンドン）と題して、ネットニュースながら日本でも報じられている。

さらに、カーシュはその著書『抗うつ薬は本当に効くのか』（エクスナレッジ）のなかで次のように断言する。「抗うつ薬は効果の点ではプラシーボと大差なく、明確な治療効果はほとんどないが、重大な副作用はある」（一六〜一七頁）。カーシュは、製薬会社が隠しつづけた、全体の約四〇％にも及ぶ都合の悪い臨床試験、つまり抗うつ薬を服用するメリットがはっきりしない研究結果を、アメリカの情報公開法によって手に入れ、それを改めて解析したのである。その結果、投薬患者とプラセボ群（抗うつ薬の成分を含まないダミーの錠剤を投与された群）とのうつ病評価尺度の差は一・八ポイントとわずかであり、「臨床的に有意な効果」があるとはいえないと結論づけた。

抗うつ薬が実際に有用と証明されたのは、患者のうち一部のグループ——もっとも重篤なうつ病患者に限られた。同様の研究はアメリカでも行われ、二〇一〇年一月、アメリカの雑誌（「米国医師会報」）に発表されている。

ところで、抗うつ薬の効果があるとされた「重篤なうつ病患者」というのは、実際どれほどの割合で存在するのか。それは、うつ病患者全体のわずか一三％であると先のアメリカの研究ではいっている（「ニューズウイーク　日本語版」二〇一〇年三月一〇日号）。

しかし、日本では相変わらず、軽・中度のうつ病患者にも抗うつ薬は投与されつづけているのが実態だ。それでもここにきて、ようやく二〇一二年、日本うつ病学会はうつ病の治療ガイドラインを見直し、そこで初めて「軽症うつ病」に対しては薬物療法を優先しないという見解を示した。しかし、これは処方を制限するものではなく、あくまで見解にすぎないため、実効性はきわめて怪しいといわざるをえない。

そもそも精神科受診数を急激に押し上げたのは、うつ病キャンペーンによって、製薬会社がうつ病患者のなかでも大多数を占めるこの「軽・中度のうつ病患者」という層を取り込むことに成功したからである。この層は従来の「うつ病」とは違うもの（新型うつ、あるいは現代型うつなどといわれている）であり、したがって抗うつ薬の効果はなく、副作用のみを経験する場合が多い。一〇年薬を飲んでもうつ病が治らない、それどころか（副作用で）どんどん悪くなっていくというパターンは、まさにこの層の人たちで、そういう人たちが今、双極性障害と診断し直され、抗うつ薬の変わりに気分安定薬（抗てんかん薬など）や新たに適応拡大した抗精神病薬が投与されているのである。

〈子どもと抗うつ薬の関係〉

子どもと抗うつ薬、とくにSSRIについては、早い段階から投薬を危険視する傾向にあった。二〇〇三年、英国では「一八歳未満のうつ病患者にパロキセチンを使用すべきではない」という勧告が出されている。理由は、若年者にパロキセチンを投与した結果、自殺念慮や自殺行動のリスクが増加する可能性があるとする研究結果が出されたからだ。

これを受けて同年、厚生労働省は、一八歳未満のうつ病患者に対するパロキセチンの「使用禁忌」の勧告を出している。その後、アメリカでは、パロキセチンに限らずすべての抗うつ薬について、自殺を促進する可能性があるとして（若者においては二倍高まる）、添付文書に「警告」表示をするように勧告。しかし、投与の制限や使用禁止の措置には至らず、結局、その後勧告の内容は徐々に緩やかになり、欧州各国もパロキセチンを「禁忌」から「警告」へと制限を緩和。二〇〇六年には、日本でも若年者のうつ病に対するパロキセチンの使用について、「禁忌」を解除し、「警告」へと変更になった。

現在のパロキセチンの添付文書には冒頭、次のような赤字「警告」が記載されている。

「海外で実施した七～一八歳の大うつ病性障害患者（注・DSM－Ⅳにおける分類）を対象としたプラセボ対照試験において有効性が確認できなかったとの報告、また、自殺に関するリスクが増加するとの報告もあるので、本剤を一八歳未満の大うつ病性障害患者に投与する際には適応を慎重に検討すること」

しかし、これはあくまでも「警告」であり、処方を禁止するものではなく、判断は医師にゆだねられている。つまり、一八歳未満の子どもにもパロキセチンが処方できるということだ。

それでも、二〇一三年三月、厚生労働省は一九九九年以降、国内で承認されたすべてのSSRI等について見直し、添付文書の「使用上の注意」を改訂し、医師に慎重な投与を求めるよう要請している。対象はパキシルを除く（既述のようにパキシルではすでに警告があるため）SSRI、SNRIの六種類（八品目）で、厚生労働省の機関の一つである医薬品医療機器総合機構（PMDA）の報告書によると、海外の製薬会社が実施した調査で、抗うつ薬とプラセボ（偽薬）を一八歳未満の子どもに試したところ、プラセボでも六割で改善効果が見られ、効果に有意差がなかったためとしている。

要するに、SSRIは一八歳未満の子どもに効果なしということだが、そもそも安全性や効果を確かめる治験を子どもを対象に行っていないのである。しかも、今回の「改訂」においても、注意喚起にとどまり、処方はあくまで医師の判断にゆだねられていて、相変わらず治験の行われていない抗うつ薬を子どもに処方できる環境は温存されたままだ。しかも、このニュースが流れた直後に反論を出した日本うつ病学会や日本児童青年精神医学会の動きを見ると、慎重投与がどこまで浸透しているか、かなり疑問である。

コラム3 病気じゃない人がいなくなる？ DSMという診断基準

DSMによる診断とは、医師の問診により、患者がDSMに記載されているその病気の特徴にいくつあてはまるかで診断が下されるというものだ。例えば、『大うつ病エピソード』によく見られる九つの症状のうち五つがあれば、大うつ病と診断する」（『心の病の「流行」と精神科医治療薬の真実』四〇二頁）ことになる。これによれば、経験の浅い医師でも、経験豊富な医師とほぼ一致する診断をすぐに下せる。さらに、現在の生活状況や生活史などの詳しい問診の必要もない。こうした簡便さやチェックリストというマニュアル化によって、この診断基準はあっという間に世界中に広まっていった。

しかし、一方で病因論（病気の原因）を無視して、症状のみに注目することで、かえって診断に混乱を来しているという現実もある。症状だけで判断していくと、うつ病でないものまでうつ病と診断される可能性も出てくるし、逆にうつ病であるにもかかわらずうつ病と診断されないケースも出てくるのだ。一九八〇年、『DSM－Ⅲ』が出版されたとき、当の執筆者たちですら、この診断基準を絶対視することへの危惧を表明している。

「……ほとんどの診断は『臨床経過、転帰、家族歴、治療反応などの重要な関連要因のデータによって、充分に実証されているわけではない』のだ。どこまでが疾患でどこからが疾患ではないのかという境界線も、明らかに独断的である。なぜうつ病の九つの特徴的症状のうちの五つがあれば、うつ病と診断できるのか。なぜ六つではないのか。四つではいけないのか。……」（同四〇三頁）

こうしたことを背景にして、さらに近年問題となっているのは、DSMのとらえる精神障害の範囲が拡大の一途をたどっていることである。六〇年ほど前『DSM－Ⅰ』が出たとき、それはわずか一一二の症状が記載された小冊子にすぎなかったが、『DSM－Ⅳ－TR』（二〇〇〇年に出版された『DSM－Ⅳ』の改訂版、二〇〇三年八月に出版）は頁数にして八八六頁（邦訳は八六九頁）、記載された精神障害の数は三七四にのぼっている。

これはつまり、それまでは精神障害と見なされなかったものが、DSMに採録されることによって「精神障害」として認められたということで、結果として、精神障害者の数（＝患者数＝薬を必要とする人の数）を押し上げることになったのは当然の帰結である。

さらに、『DSM－Ⅳ』日本語版では「Mental Disorder（精神障害）」が「精神疾患」に訳し変えられた。結果、「disorder」が疾患（disease）と混同され、あたかも診断が確立したかのような誤解が蔓延していくことになった。

DSMの問題は、二〇一三年五月に出版された最新版『DSM－5』においてさらに顕著になっている。たとえば、今回の改訂では、子どもや配偶者などを亡くしたあとの気分の落ち込みさえ、それが二週間続けば「うつ病」と診断されることになったのだ。

前回の『DSM－Ⅳ』の編纂議長（タスクフォース議長）を務めたアメリカの医学博士であるアレン・フランセス氏は、その著書『〈正常〉を救え』（講談社）のなかでこう批判する。

「（私は）DSM－5が正常な人々に誤ったレッテルを貼り、診断のインフレを助長し、薬の適切でない使用を促進してしまうリスクを警告した。（中略）DSM－5は精神科の診断をまちがった方向へ進めており、偽りの診断を新たに生み出すだろうし、薬の乱用をいっそうあおるだろう」（二五～二六頁）

「DSM－5は、診断のインフレの申し子になりうる新しい診断を、そして製薬企業へのこれまでで最高の贈り物になりうる新しい診断を提案した。その基準はあまりに定めやすく、突き詰めればほぼだれもが該当することになりかねない。混合性不安抑うつ障害（MAD）は、生きていれば避けて通れないありふれたいっときの悲しみや心配を医療の対象にしようとする、もっとも悪辣な試みだと言えるかもしれない」（同三〇八頁）

第三章　ベンゾ離脱症候群の罠

ベンゾの大いなる問題点

精神医療の問題を問うとき、ベンゾ離脱症候群を抜きに語ることはできない。それほどベンゾ系薬剤は広範囲にわたって安易に処方され、効き目の確かさとは裏腹の、耐性のつきやすさと依存、そしてやめるときに起こる離脱症状が今ではちょっとした社会問題にもなっている（といっても、一部の動きにすぎないが）。よく体験者は「地獄を見た」と言う。それほど、この離脱症状は、ときに激しく、ときに緩慢に、真綿で首を絞めるように、日常的に当事者を苦しめる。

正直、現在この日本にいったいどれほどの人がベンゾ離脱症候群に悩まされているのか、想像もつかない。日本のベンゾ処方量は世界的に見ても群を抜いた量である。欧米各国の六〜二〇倍の処方件数が続いているといわれているほどだ（コラム４〈一二二頁〉参照）。このような安易な処方によって、一粒のベンゾが入口となり、耐性がつき、依存が形成され、同じ効き目を期待して医師も気軽に増量したり、あるいはより強い薬に変えたりし、結果的に、どうにも抜け出すことの難しいベンゾ依存状態へと陥ってしまうのだ。

ベンゾに関して最近よく耳にする「常用量依存」という言葉があるが、これは「治療用量依存」ともいわれ、医師が処方可能の範囲内でベンゾを処方し、医師の指示通りに服用していても、長期間服用することで結局耐性がつき、依存が形成されてしまうことをいう。つまり、耐性のため次第に同じ量の薬では効かなくなり、減薬したわけでもないのに減薬したのと同じ状態になって、離脱症状が出てくるのである。「依存症になってしまうのは、患者が薬を乱用したからだ」と世間一般の人々や、あるいは専門家である医師でさえ考えている人が多いが、常用量依存の存在を知れば、そうとは言い切れないことがわかるだろう。依存の原因の多くは安易に長期間処方しつづけた医師の側にあり、その責任は相当大きい。

さらに、安易な入口に比して、出口となるべき医療的、制度的方策の貧弱さは驚くほどである。一度ベンゾ依存に陥った当事者は、その「アリ地獄」から抜け出すためには孤独の闘いを強いられる。離脱症状に対する医療者側の無理解、さらに離脱症状に対する「治療」の限界（離脱症状に対して医療はある意味無力である）。したがって薬をやめようと決意した当事者は、誰からも理解されないまま、本人にとっても理解不能の苦しみと闘うことになるのだ。

ベンゾという薬剤は、このように効き目の穏やかさとは裏腹に、ジワジワと人生さえ破壊しかねない「ドラッグ」である。しかし、医療者にそうした認識はあまりに薄い。

もちろん、当事者自身による過量摂取も問題である。俗にOD（オーディー、オーバードーズの略）というが、しかしそれさえ、元をただせば医師による安易な処方が原因である。結果、耐性がつき、常用量では効かなくなってしまい、薬の効果を得るために過量服薬をしてしまう（これとは別に、薬によって朦朧となった意識のなか、ベンゾの副作用の一つである脱抑制〈抑えがきかなくなること〉のため、発作的に多量の薬を飲んでしまう自殺につながりかねないODもある）。

とくに多いのが、デパスの過量服用だろう。[*1] 抗不安薬のデパスの効能は、不安や緊張を鎮めたり、筋肉のこわばりを改善したり、不眠を改善したり……で、抗不安薬ではあるが睡眠薬としても処方されることがあり、したがって、精神科はもちろん内科や整形外科（肩こりなど）でもじつに気軽に、それこそキャンディでも配るように、安易に処方されているという現実がある。

デパスは非常に作用時間が短いため――個人差はあるものの、服用後約三時間で最高血中濃度になり、おおよそ六時間以内で効果が切れる。つまり、飲んですぐ、フワーッとした「快感」に包まれるものの、すぐ効き目が切れてしまうということだ。したがって、すぐにまた飲みたくなる、そういう薬である。一日に3㎎が限界量であるにもかかわらず、あっちこっちの内科や心療内科を渡り歩いて、その何倍ものデパスを手に入れて、長期間服用している人もいる。というより、そこまで行くと、もうやめるにやめられない状態になっているといってもいいだろう。常用量離脱症候群、つまり、飲みながらにしてすでに離脱症状が出ている状態で、少しでも減らすとその症状はさらに悪化し、それこそ飲みつづけるのも地獄なら、減らすのも地獄、という状況である。しかし、ここまで行くと、やはり減らしていくしかない。

ケース3　柳田さんの場合——服薬七年、アリ地獄からの脱出

依存症専門病院からの実況報告①

最初に柳田美智子さん（仮名・四五歳）からメールをもらったのは、二〇一三年の一一月一二日のことだった。

ＯＤをしていたバカです。減薬中ですが、仲間が欲しいです。誰にも、両親にも、現在かかっている医師にも理解されない苦しみ……。頭が回っていません。乱文申し訳ありません。

そう書いてあるだけだった。それでも返事を出した私に、柳田さんは少しずつ心を開いてくれ、ベンゾ離脱症状のつらさ、何とか這い上がるためにもがいていること、入院、そして転院、減薬方法等々について、リアルタイムに、じつに多くのことを伝えてくれたのである。

柳田さんは三八歳のとき、前々から関心のあった介護職に、事務職から転職した。ヘルパー二級の資格を取り、障害者施設に勤めはじめた。職場は二交代制勤務で、かなりの激務だった。夜勤もあり、そうなるとうまく眠れなくなり、それが向精神薬を服用するきっかけとなった。

最初に行ったのは、かかりつけの内科である。そこでマイスリー（非ベンゾ系睡眠薬）、メイラックス（ベンゾ系抗不安薬）が処方された。しかし、これらを飲んでも眠りが改善することはなく、仕事にも支障を来すようになった。結局、二年後に退職。仕事を失ったことで、精神状態が悪化して、今度は心療内科を受診した。うつ病と診断され、お決まりの抗うつ薬（ジェイゾロフト、SSRI）投与である。それとグッドミン（ベンゾ系睡眠薬）、ロヒプノール（ベンゾ系睡眠薬）が出された。薬はわずか半年の間にコロコロ変わり、最終的にはロヒプノールとユーロジン（ベンゾ系睡眠薬）が残った。どれもみなベンゾ系である。それでも、うつ状態が多少改善されたので、再就職を考えた。

もともと介護、看護職に興味があったため、精神科の看護助手として勤めはじめた。しかし、この仕事もまた交代制。今度は三交代制で、ますます不眠が悪化して、処方された薬だけではどうしても眠れなくなり、いつの間にかOD状態となった。以前かかっていた内科と心療内科をかけもちして薬をかき集めた。

それでもその間、柳田さんは介護福祉士国家資格に合格し、勤務先の看護部長から看護師になるように勧められ、看護学校に推薦入学したのである。正社員として三交代制の勤務をこなし、さらに准看護師科に通学。心身の状態はますます悪くなり、ODも激しくなった。推薦入学という特別扱いが周囲の嫉妬を買い、職場における柳田さんへの風当たりも強く、さらに大量の薬の副作用などで心身ともに限界状態。ほぼ毎日泣いていたという。無理に無理を重ねて、結局、仕事を辞め、学校も途中で退学せざるをえない状況となった。二〇一二年一二月のことだ。

それでもODは続いた。ひどいときには、処方された三倍以上の薬を飲み、平均すれば二倍は飲んでいたという。[*2] その頃に出ていた症状は以下のようなものである。胃潰瘍、十二指腸潰瘍、逆流性食道炎、腸炎、腸過敏性症候群、ジベル薔薇色皮膚炎、抑うつ、不安、ドライアイ、視力低下、手の震え、不眠、衝動性等々。

最初の障害者施設を辞めたあとに発症したと思われるうつ病も、おそらくベンゾの離脱症状の一つの表れだったのだろう。そして、右記のような症状が出るたびに病院を受診して、そのたびにさらにベンゾが処方されるという悪循環。私に連絡をくれた頃に飲んでいたのは、以下の通りである。

ロヒプノール（ベンゾ系睡眠薬） 2mg ×1

レンドルミン（チエノジアゼピン系睡眠薬） 0・25mg ×1

デジレル（抗うつ薬） 25mg ×1

しかし、この量はODをしていた頃に比べて半分以下、数ヶ月かけてようやくここまで減らしてきたということだ。そして、眠れるのは三時間程度である。

柳田さんは主治医に「今の状態は離脱症状ですか」と質問したことがあるそうだ。すると、医師はそれを否定して、現在の状態を精神的な落ち込みとして、さらに抗うつ薬のリフレックス（Na

SSA）を処方してきたという。その後もこの医師の処方は揺れつづけた。眠剤の増量はないものの、就寝前にセレニカ（注・抗てんかん薬だが気分安定薬として処方されることが多い）を出してみたり、さらに、リフレックスからサインバルタ（SSRI）に変えてみたり（注・これは、柳田さんが体の痛みを訴えたためだ。まさにテレビコマーシャル通りの「うつの痛み」にサインバルタ、という処方である）。

この医師は、ベンゾの離脱症状に理解がなく、当然のことながら減薬方法など指導することを期待しても虚しいだけだった。それでも、柳田さんとすれば、OD続きで途方に暮れていた自分を受け入れてくれただけで、主治医には感謝しているという。

以下、減薬に挑んでいる最中の柳田さんからのメールのいくつかを紹介する。

依存症専門病院からの実況報告②

《二〇一三年一一月一三日》

Mと言います（最初名無しだったので、ハンドルネームだけでも教えてとメールに書いたところ、Mとこのとき初めて名乗った）。寝たきり、離人症状、思考力なし、つらいです。三交代勤務でしたから、ODの量も半端なかったです。おまけに、看護学生でした。

学校も、仕事も、失いました。生きるだけで精一杯……。また、メールさせてください。

返信、うれしかったです。勇気を出して外出してみました。景色に酔ってしまいました。耳鳴り、めまい、光、音過敏。もう苦しすぎてパニックです。死ぬしかないと思ってしまいます。かこさん（著者のこと。ブログのハンドルネーム）に訴えても、お困りですよね。わかっているんですが、すみません。

何もできなくなってきました。減薬を始めた頃は、まだ学校の病院実習にも行っていました。歩く、外出、勉強もしてました。減薬してたった二ヶ月半で寝たきりです。

耐えています。狂う寸前で耐えています。離人感が一番つらいです。身体的にもかなりきついですが。精神と思考がイカれてしまって、つらい以外の感覚、感情がないのです。

《一一月一四日》

かこさんのブログ記事を読んで、諦めない気持ちをもちたいと思っています。しかし、ODの代償は大きい……。ODに逃げ、退職、退学に逃げ、命からも逃げようとしています。睡眠薬を飲んだあの日に、私の運命は決定したのかと思います。死にたいです。

もうだめ……。ベルトを首にかけましたが、死ねませんでした。残っている薬をODして、正気に戻れるならと思ってみたり。もう、本当にどうしたらいいのかわかりません。

《一一月一五日》

生きてました。どうして、死ねないのでしょう。もう、手遅れの人もいるんですよね。私はそうかも。首が痛い、昨日のベルトのせいですね。このまま病院に行けなくなり、いやでも薬なしになるでしょう。

柳田さんはこのような状態を繰り返し「死にたい」メールを送りつづけてきた。そして一ヶ月後。

《一二月二五日》

薬は減らせないままです。睡眠は毎日三時間で、他も正常にはなりません。気力ギリギリでやってますが……。ここにきてまた死にたくなりました。焦燥感から衝動的になり、死にたくなるんです。とりあえず横になり、床を叩いて逃げるようにしています。離脱症状は本当にまだだきますね。右肩上がり、つらいです。でも、毎日歩いています。フラフラしながら……。

たびたび申し訳ありません。排泄の異常、尿意、便意がなくなってしまいました。これも離脱症状でしょうか。このところ、死にたい衝動が激しく、セレニカ増量されました。死神が誘ってきます。私は生きてないです。歩けない、食べれない、眠れない。

サプリ、青汁、ストレッチ、ウォーキング……頑張ってきました。寝具も変えました。何にも成果なし。もう疲れました。死にたいです。

《二〇一四年一月一一日》

（年が）明けましたね。漢方薬は何となく効いてる感じがします。セレニカは一気にやめました。レンドルミンは飲んだり、飲まなかったり、ロヒプノールも調節してます。

私の最大の相手はロヒプノール！　半分にしたり、まったく飲まなかったり。とはいえ、一気にやめられない……。手の震えがハッキリとわかります。まさに禁断症状です。あまり気にせず、動けるときは出かけてます。

気がつけばユーロジン（ベンゾ系睡眠薬）は一気にやめてましたね。シャンビリ（向精神薬、とくに抗うつ薬を減薬、断薬した際に現れる知覚障害を指す俗語。耳鳴り〈シャンシャン〉と電気が走るような感覚〈ビリビリ〉に由来する）も体験中。ネットで見たものはすべて出現してます。

《一月一八日》

たびたび申し訳ありません。私は……ヘロイン中毒《ママ》と同じです。やめたいのに、体がボロボロなのに、ベンゾを欲するのです。もうＯＤする薬はありません。残薬は棄てました。ご飯は全然食べていません。本気でセレネース（定型抗精神病薬）あたりで一生、過鎮静してもらいたいです。死にたいのに死ねない。生きたいのに生きれない。ＯＤを続けて死ねばよかったです。

《一月一九日》

私、本日救急車で搬送されました。体のけいれんが止まらず、向精神薬のことを相談してみたのですが、専門外だからと言われ、でも、「薬を増やせばいい」と言われました。悲しい現実でした。

依存症専門病院からの実況報告③

その後一週間ほど連絡が途絶えた。そして二四日に届いたメールには意外なことが書いてあった。

《一月二四日》

今日、NA（注・ナルコティクス・アノニマス、依存症を抱える人たちのピアサポートグループ）の方に連絡をとりました。果たして……。でも最後に入院にかけてみたいと思いました。今のままでは死んでるのと同じです。

《一月二六日》

おはようございます。昨日から入院しています。薬はまったく変わりました。診断名も、薬物依存とうつです。病院もスタッフもよいのです……。でも、「薬は減らしながらも共存しましょう」というスタンスなんです。朝、ホリゾン（ベンゾ系抗不安薬）、夜、セロクエル（非定型抗精神病薬）とベンザリン（ベンゾ系睡眠薬）です。生活破綻からは脱却しましたが、なんとも複雑です。

柳田さんから突然このようなメールが届き、びっくりした。前のメールにあるように、NAの関係者に病院を紹介してもらって入院をしたらしい。

　四国はまだまだ薬物依存に対して認識が足りない地域です。まぁ都市部でも同じかもしれませんが。私は○○県在住ですが、ここは、隣の▽▽県のD病院です。

　医師からは薬物がなくても生活できるようにするのが治療指針と言われました。今は置き換えの状態です。医師の見解は、抗不安薬からの離脱、薬物のない生活、ではありますが、現在はかなりの薬です。ベンゾは少ないですが、メジャー（注・抗精神病薬）もあります。ちなみに、メジャーはルーラン、セロクエルが定期で、頓服がエビリファイです。他はホリゾンとベンザリンです。エビリファイは一回しか飲んでません。

と聞いて再びびっくりした。ベンゾの置換薬として、定期でルーランとセロクエル、頓服でエビリファイ？　その思いをそのまま私は柳田さんに送ってみた。

　ベンゾをやめるのに、ルーラン、セロクエル、頓服にエビリファイ、ですか……？　なぜこんなにたくさんのメジャーが必要なのか、よくわかりません。

　医師に薬について尋ねるのは難しいですね。プライドだけは高いですし、言ったからといって、処方を変えてくれるとは思えません。すごい副作用でも出ないかぎり。でも、ベンゾよりメジャーのほうが絶対にリスクは大きいですよ。ベンゾはやめられても、あとがまたたいへんかもしれませんよ。

（柳田さんからの返信）

先ほど、減薬について担当医と話をしました。指導はします、必ず減薬させます、できます、とハッキリと言われました。今は信じるしかありません。

その後、私もどうしたものかと考えていたが、解決策はないものの、やはり見過ごすことができず、こんなメールを送った。

《一月三〇日》

やはり、ベンゾを抜くのに、こんなに多くのメジャーを使うのは、ダメです。ベンゾの離脱どころではない、たいへんなことになります。退院することをお勧めします。メジャー、飲まないほうがいいですよ。

（柳田さんからの返信）

でも、私が病院にいれば、家族負担*3が減るんです。もう、どうにもならないですね。いっそ死にたいです。退院しても、医者からじゃないと薬はもらえない。しかも、思うに薬はもらえない（注・退院をしても、もう通えるクリニックがないということ）。減らし方も私にはわかりません。

四国のどこに協力的な、まだましな医者がいるのか教えてください。
言われていることはよくわかります。でも、私が家に帰ったら……。両親を毎日泣かしてしまいます。もう、どうにもできません。

その後、柳田さんと電話で話した。ともかく今の病院ではどうにもならないこと。退院して、なんとか通院できる医療機関を探して、自分なりの減薬を実行するか、他の病院に移ったほうがいいと、私の考えを伝えた。

《一月三一日》
朝早くからすみません。朝の薬、ホリゾンだけ飲んで、ルーランは(飲む)ふりだけして棄てました。ちょっと看護師さんの不信な目付き……。ルーランはこれからも勝手に抜きます。話し合いまで待てないので。エビリファイも同じく。ただ、セロクエルだけは、ないと眠れないので、都合がいいですが、夜だけで最小限使ってしまうと思います。
《二月一日》
おはようございます。本日も無事ルーラン抜きに成功しました。ホリゾンがかなり効いていて、ルーランはなくても大丈夫です。そう、今日三ヶ月ぶりに耳鳴り、シャンビリが止まりました。きっと、医者は俺のおかげ、薬の効果と言うのでしょうね。医師はまだメジャーを使うつもりだそうです。セロクエル以外飲んでないけど。

病院を変えようと思います。やっと四国で見つけました、アルコール・薬物依存の病院。NAの方が面会に来てくださるそうです。そして、仲介、橋渡しをしてくださるとのこと。ちなみに、転院先の病院はE病院と言います。

《二月二日》

薬は減りません。増えています。リフレックスまで再登場です。やはりここはダメです。看護師さんを経由して、何度もメジャーはやめてほしい、本当の減薬に取り組んでほしいと訴えましたが……。

《二月四日》

明日の診察日に転院を申し出ます。

薬物依存に長けた病院を紹介していただきました。面会に来られた方はダルク（注・DARC、全国薬物依存症者家族連合会。主に覚醒剤、有機溶剤、市販薬、処方薬等の薬物依存から解放されるためのプログラムをもつ民間の薬物依存症リハビリ施設。全国的な組織をもつ）の女性所長さんでした。そちらの病院との折衝もしていただいています。三年から五年はかかるとのことでした。でも必ずよくなると言っていただき、両親も家族会につながることができました。

最大の問題は転院ができるかどうか……。

《二月五日》

言いたいこと、伝えたいことはすべて話せました。リフレックスが中止になり、ルーラン、ホリゾンも減らせました。転院はワーカーを通して話し合いだそうです。

結局、ここの医者も、前にかかっていた心療内科の医師と同じセリフ。あなたは極端すぎる、薬を飲みながらでも少しならいいじゃないか。仕事しろって。はぁ？　その少しがどうなるのか、それが今の私の姿なんですけれど。もちろん、そんなことは言わず、聞き流しておきました。

私は仕事も学校も棄て、人生かける気持ちでこの病院に来たのに……。

精神科医はベンゾ離脱症状を認めないですね。ダルクの方のほうが素人でも信頼できます。ここの主治医は一応、精神科専門医、指導医、もちろん指定医の資格をもっているのに。看護学校の教員もまったく理解ありませんでした。あなたは情報に踊らされて迷走していると言われました。所詮、教員も看護師で医療側の人間です。

ネタです。さりげなく、処方薬を患者に聞いてみると、デパス……。びっくりです。うつにデパスって。というか、うつ病って何なのでしょう。私からしたら、みんな薬物依存に見えます。もちろん、言葉にはしません。

みんな一〇年以上の薬、薬。でも、みんな自分のことを「うつなんです」としか言いません。私は聞かれたら「薬物依存です」と答えています。でも、問題になると困るので、処方を守らなかったから、うつから薬物依存になっただけで、皆さんは大丈夫ですからねと、フォローしてます。まさに精神科医の薬害！　そして患者も知らぬまに、うつ病キャンペーンに乗せられている。私も薬をやめるのに、精神科医にかかる。ちょっと切ない……。

《二月七日》

早朝からすみません。今朝二時から起きています。セロクエル、ベンザリン×3を飲んで、細切れ四時間寝れたかどうか。昼寝はもちろんしていないし、できない。もう体力、気力もちません。ご飯は食べないとまた薬を増やされそうで、ムリクリ食べてます。

早く転院したいです。昨日から泣きっぱなしですが、看護師さんにはスルーされています。離脱症状は誰もわかってくれない。どんなに訴えても様子見ているだけ。悔しい。薬害なのに誰も何もわかってない。

かこさん、すみません。毒を吐いてしまいました。苦しくてたまらなくて。すみません。

神田橋先生[*4]に電話しました！　直訴です（実は柳田さんは笠医師〈二八頁参照〉への直訴を考えていたのだが、体調不良と知り躊躇していたのだ）。減薬方法を教えていただきました。で、私の考えとして看護師長さんに伝えました。やはり神田橋先生にも、ルーラン、エビリファイ、ホリゾンはいらないと言われました。セロクエルを少し使い、あとは元々の薬と漢方薬でとのことでした。看護師長さんもしっかり話を聞いてくれました。

ただ、もう限界なので、今日は何かの注射をお願いしました。セレネースかホリゾン……。たぶん転院は大丈夫です。ダルクさんが中に入っているので、話が早かったみたいです。依存性の低い睡眠薬に置き換えて減らすことに耐えられるか、それと、お金の支払いは大丈夫かを確認されました。せっかくの神田橋先生プランも使えないかもですが、ここよりはよくなると信じています。

《二月九日》

おはようございます。またしても二時から起きています。今朝は拒薬するつもりです。ホリゾン＋ルーランでは何もできなくなりそうです。本当に実験されているみたいでつらい。

たびたびすみません。ルーラン、ホリゾン、今日で終わりになりました。訴えたかいがありました。なので眠剤だけになりました。でも、眠れない……。三日間、セレネース＆アキネトンの注射で二時間は寝ています。本当はいやだけど……。眠れない苦しみに我慢できません。私に未来はあるのかと(涙)。

《二月一〇日》

転院、決まりました。不安もあります。死んでしまうのではないかとか、狂ったらどうしようとか……。両親のため、一番は自分のために、人生かけて▽▽県に来たのですから、必ずよくなると信じています。普通に寝て、仕事もしたいです。何度も死にたいと思いました。死のうともしました。だけど、未来を信じ、回復し、親孝行をしたいです。

追記。耳鳴りを訴えたら、離脱症状ではないと言われました（笑）。一番多い症状ですよね。異口同音に「あなたの不安」とか、「精神的なもの」と言われます。

友人にベンゾと抗うつ薬、計五種類飲んでいる子がいます。耳鳴りがひどく、ステロイドも服薬しています。先日は便失禁をしたそうです。七年ぐらいの服薬です。私もハッキリは言いませんが、常用量離脱なのではと……。本人に薬物依存の自覚がない[*5]ので、私から何か伝えることができたらと思うのですが、難しいです。

《二月一二日》

転院、決まりました。苛酷な日々になるとワーカーさんから言われました。でも、私の目標は薬との共存ではなく、断薬がゴールですから、耐えます。でも、不安もあります。

依存症専門病院からの実況報告④

《二月一七日》

転院しました。ベンゾは一つもありません。メジャーもゼロになりました。まわりの方も依存克服中の人ばかりです。離脱症状のこともはっきり説明がありました。ここに賭けます。

E病院、院長石川（仮名）医師です。ベンゾの危険を熟知してます。ミーティングもあります。ワーカーさん、カウンセラーさんが薬物についてしっかり教育されています。

私は今、ロゼレム[*6]（メラトニン作動睡眠薬）と漢方だけです。頓服でデパケン（気分安定薬）とアモバン（非ベンゾ系睡眠薬）の改良された新薬だけです。すいません、短期記憶が曖昧で、名前をすぐに忘れてしまいます。

離脱症状は年単位であることや、ベンゾのこと、メジャーを出さないことなど徹底的に学ばれているようです。そして、向精神薬の副作用を患者に学ばせてくれます。なので、患者も離脱症状に詳しいですよ。県外の人、覚醒剤の人、向精神薬の人、アルコールの人とさまざまな依存に対応しています。

あ、思い出しました。ルネスタ（非ベンゾ系睡眠薬）です。ベンゾに近いですけど……。

石川医師は▽▽県の片隅で本当にすごい先生だと思います。患者にベンゾ離脱症状を教えることができる医師[*7]ですから。今朝も「気長にいきましょう」と声をかけてもらいました。死にたい気持ちは今も続いていますが……。

《二月一八日》

どうしても死にたい気持ちが止まらなくなり、デパケンが定期になりました。しかし、今私に起こっていることはすべてベンゾ離脱症状との診断[*8]でした。うつ病なんて言われません。

《二月二〇日》

一気に切って地獄を見てます。でも、離脱症状だと理解してもらえている安心感。適宜、点滴してもらったり、食事を変えたり。離脱症状の対応もバッチリ。不安は吐き出せと、愚痴、涙にも看護師さんが付き合ってくれるし（人にもよりますがね）。

今は離脱中で、解毒中だから、つらくて当たり前と思うことができます。「ベンゾの離脱症状」といつも石川医師から言ってもらえて、砂漠で宝石を見つけた気持ちです。


先ほど診察がありました。石川医師に「ベンゾの離脱症状とは自律神経の大暴走だと私は考えていますが」と聞くと「その通りです。デパスでは幻覚、妄想といった報告もあります。また報告されていない症状も出る可能性もあります」とのことでした。また「今回は一気という大鉈を振るったので、少しベンゾを戻してみましょう」とも。

前病院での量もかなりでしたから、この一気はさすがにと苦笑いされていました。どこで学ばれたのかと聞きたくなりました。とにかく地味で前に出られない医師なのですが、離脱症状のことはよくご存じです。これまでどこに行っても、ベンゾ離脱症状を否定されてきた[*9]と言うと、逆にびっくりされていました。で、つらかったですねと一言。奇跡です。

病棟が汚いのが残念ですが（笑）。

《離脱症状と認めてもらえることの安心感》
この頃から、柳田さんの状態はぐんとよくなっていったようだった。もちろん、症状としてはいろいろ出ていたにちがいないが、何より医師や看護師がベンゾの離脱症状というものを前提として患者（柳田さん）に対応している。そうしたことが患者の気持ちに安心感とゆとりを与え、それが症状の感じ方に大きな影響を与えていたのだろう。

とすれば、離脱症状にはこのように「理解されている」という安心感とゆとりの気持ちが何より効果的ということだろう。柳田さんとのやり取りは、そのことを実感させてくれるものだった。

誰にも理解されず、減薬方法もはっきりわからず、暗闇で切羽詰まって孤独に陥っているベンゾ離脱症候群の人がどれほどこの日本にいることだろう。そういう場合、おそらく症状はかなりきつく感じるはずだ。少し前までは柳田さんもそうだった。死にたい死にたいとメールに書き、どこにも抜け道を見出せない状況は、つらい症状をさらにつらいものにしていた。

家族にも理解されず、離脱症状を訴えては迷惑がられ、医師に訴えても、離脱症状とは認めてもらえず、うつ病などと診断されて抗うつ薬を出されるだけ。それが現在の日本の精神医療の離脱症状に関する、ある意味でスタンダードな対応となっている。そういう状況から抜け出しつつある柳田さんが「奇跡」と言うのは、決して大げさな表現ではない。

依存症専門病院からの実況報告⑤

《二月二〇日》

増やす薬の報告に来てくださいました。ワイパックス（ベンゾ系抗不安薬）だそうです。さすが！　眠剤の増量じゃありません。離脱症状の緩和のためと説明もありました。カウンセラーも来てくれました。離脱症状が落ち着いたら個人カウンセリングを開始しますとのことでした。

少しワイパックスを戻しましたが、胃腸障害が激しく、流動食&点滴の日々です。「よく出る症状なので、時間が来るまでは耐えてね」とのこと。

頓服出ました。セディール[*10]（非ベンゾ系抗不安薬）！　非ベンゾです。徹底してます。一気にベンゾを断ち、ベンゾにハマる意味をよく理解できました。安易すぎますよね、日本の医療。でも、病院だからできる荒業ですね。死にそうです。でも、いろいろ対応してもらってます。家なら確実に死んでます。点滴はチアミン（注・ビタミンB_1）です。

《二月二六日》

本日、お昼から一般食に戻りました。戻したワイパックスの減薬が待ってますがね。さすがに、限界なのか、ワイパックスでも眠たくなりました。

一応、入院は三ヶ月の予定ですが、もう少し置いてもらうつもりです。本日診察で、来週からワイパックスの減薬プランの話がありました。「ベンゾは一筋縄ではいかないけど、決して難しくないので、焦らずに」とのことでした。やっぱり間違いないですね、石川医師。

《三月九日》

離脱症状はまだまだ続いています。石川先生以外、これまでの精神科医には憎しみがわいています。よけいな労力だと人は言いますが、復讐したいと言われる方の気持ち、わかります。依存、離脱症状を認めてもらえず、バカにされたような診察。両親と落胆し、死のうとしていた日々。うつ病と言われ、ＳＳＲＩ、ロヒプノール、グッドミンなどを処方された日から早四年近く……。

今の病院には離脱症状ではなく、後遺症の残った方もいます。でも、逃げず現実と向き合っています。私なんてまだまだ……。最近笑えるようになりました。院内散歩も、お風呂も一人で行っています。減った体重も戻りました。依存症克服のプログラムも何とか参加しています。両親も安心しているようです。残るはワイパックス。まだ先は長くなりそうですが。

うつ病よりも、ＯＤしていた頃よりも、今が一番つらい。二度と向精神薬にも精神医療にもつながりたくないですね。死神はたまに現れますが、耐えてます。目標は二年後です。二年後、笑うために耐えます。後遺症が残れば対応するしかないし。仕事、結婚はあきらめましたが、生きていたいです。ベンゾなしで生きていたいです。

何だか今日は涙が止まらなくて、ちょっぴりセンチメンタルな気分になりました。

《三月一五日》

かこさん、離人感と現実感喪失と自殺念慮は、ほぼ消えました。来週はデパケンを断薬するつもりです。今日は両親と近くのお城に登りました。こちらは桜も咲いてます。

デパケンをやめられたら、向精神薬はワイパックスだけになります。目のチカチカも弱くなってきました。耳鳴り、体が揺れる、口腔の違和感は相変わらずですが。テレビも見れるし、本も読めます。院内に図書館があるので活用しています。

やはり、理解してもらえていることと、ブレのない治療への安心感が一番大きい回復の源と思います。私はラッキーでした。こちらの病院は離脱症状に抗うつ薬は処方しないそうです。

《三月一七日》

今、一人で散歩中です。コンビニでバナナを買い、山道を登り、猫を見ながらバナナを食べています。生きていてよかった！　涙がどんどんあふれます。こんな日が来るとは……。生きています。自分の力で立っています。向精神薬……。私の場合、必要ありませんでした。

自分の気づき、意志、そして出会い。薬物依存と自覚できた私は医師に否定されながらも、かこさんをはじめ出会いに恵まれ、意志を貫いて依存症専門病院につながりました。まだまだ道半ばですが、感謝しております。

《三月二〇日》

来週からさらなる減薬に入る予定です。看護師さんに軽口をきいたりしています。

離脱症状もあるがままを受けとめているので、あまり苦痛ではありません。あ〜耳鳴りがしているな、まぁ仕方ないって散歩に出かけたり。不眠も割り切ってます。私はアリ地獄から片足抜け出しました。

《三月二八日》
現在ベンゾはワイパックスが０・２５㎎、朝夕の二回、これだけになりました。ワイパックス→デパケン→ルネスタで断薬予定と石川先生から言われています。漢方とロゼレムにはまだお世話になりそうです。
歯がボロボロになりました。一番大きな後遺症です。最近、発熱と動悸が続いています。昨日は急遽、採血と採尿になりました。耳鳴りも相変わらず……。肌荒れなど劣化も感じます（涙）。しかし、私は思っていたより離脱症状としては軽いのかもしれません。来月は外泊もします。確実に減薬させてもらってます。騙されなくてよかった。今日は入浴し、集団精神療法です。処方薬依存患者は現在私だけなので、ちょっと淋しくなったりもします。やはりアルコールの方より離脱期間が長いので。
本日の精神療法で、石川先生の話されたことです。「ハルシオン（ベンゾ系睡眠薬）とデパスは離脱症状が激しく、幻覚、幻聴もあります。向精神薬の一気抜きは推奨できないです。危険すぎます。徐々に減らすのがセオリーです。一方、アルコールは一気抜きですが、睡眠導入剤に置き換わっただけでは意味がありません」とのこと。睡眠へのこだわり、強迫観念を捨てることが睡眠への近道、と私が発言すると、大きく頷かれていました。
《三月三〇日》
前の病院ではメジャー＆ベンゾ＆抗うつ薬で、最高一三錠＋頓服でした。現在はロヒプノール（ベンゾ系睡眠薬）もユーロジン（ベンゾ系睡眠薬）もありません。前病院でメインだったセロクエル（非定型抗精神病薬）もベンザリン（ベンゾ系睡眠薬）も一気抜きでした。たぶん四月中にベンゾはゼロになります。ワイパックス断薬、随時デパケン、ルネスタなどがなくなる予定です。

こちらに入院してもうすぐ二ヶ月ですが、ペースは早いですよね。ODを毎日していた私がハイペースに耐えられるのが不思議です。本当はデパケンに対して戸惑いも感じていましたが、もう石川先生なら仕方ないと前向きにあきらめ服用しています。私にはかなりのスパルタです（笑）。でも、二剤同時に減らすことはしませんと言われています。

自分から「薬物依存です」と言ってきた人はいないそうです。アルコールの人は一時的に置き換わった睡眠導入剤に満足して退院となるパターンが多いようです。私は向精神薬は一錠たりとも入れたくないと話しているので。もちろん、退院後も県外から外来通院します。

今、微熱が下がりません。離脱症状とハッキリわかります。

とんでもない、私は本当に出会いに恵まれたと思います。

かこさんのブログを発見したとき、私は間違いなく離脱症状だと確信できました。一時は医師の言うとおり、レクサプロ（SSRI）などを服用すべきなのでは（注・離脱症状でうつになるとうつ病とされて抗うつ薬の処方を受ける場合がある。『アシュトンマニュアル』[*11]ではこれを認めているが、安易に抗うつ薬を飲みはじめると、今度はこちらの減薬に苦労することになる）とか、抑うつ神経症との診断を信じたほうがいいのかとか思いかけていましたから……。

昨年九月からの処方薬を書き出してみたら、二〇種類以上でした。いやはや、減らすはずが新薬を試されたり、禁断のメジャーまで飲みました。かこさんからのメールを何度も読み返しながら、眠れない夜を何日も耐えました。向精神薬の怖さ、精神科医の無知をブログやメールから教えていただきました。改めて、ありがとうございます。

今も耳鳴り、離人、船酔いのような感じは治まりそうにありません。しかし、かこさん、石川先生から離脱症状は必ず終わると心強い言葉をもらっていますから。私は二度と精神医療とつながりません。こちらの病院の看護師さんから、「今の経験を活かせれば、すげぇナースになるよ～」と言われましたが、精神科はもう懲り懲りです。

今の目標は、介護リハビリセンターの看護師になることです。まずその前に、歯の治療があります。またまた病院選び、悩みます。

《四月四日》
こんばんは。三ヶ月ぶりのわが家です。ベンゾ（ワイパックス）0・25㎎×2にてステイ中、食欲旺盛、生理も来ました。[*12] 石川先生からも「順調です。自信をもって」と送り出されました。
ここ二日はロゼレムと漢方薬で寝つきがいいです。減薬から七ヶ月目です。でも、ここからが一番厳しいのかもしれない。ベンゾに負けない！　七年ぶりのクリーンな私に戻ります。

《四月九日》

おはようございます。外泊から病院へ戻ってきました。地元では、友人と食事、ショッピング、美容室、温泉、マッサージ、花見などなど楽しみました。とはいえ……夜間は動けない、耳鳴り、予期不安、吐き気など、まだまだ回復途中だと実感しました。

《四月一〇日》

いよいよベンゾがゼロになります。来週からワイパックスが中止です。先生からスッパリやめるか、セディール（非ベンゾ系抗不安薬）に置き換えますかとのことで、いったん置き換えにしてもらいました。でも、メジャーもベンゾもない。幸せです。

でも、ちょっと複雑な気持ちです。病院の男性看護師さん、デパスやらワイパックスやら常用しているとのことでした。何だかいやな気持ちになったりして。離脱症状に関しても否定的な感じです。何でも離脱症状とは限らないと言われましたけど、やめようとしない人に、いくら看護師さんでも言われたくなかった。緊張する仕事だから、飲んで当たり前だそうです。

《四月一二日》

おはようございます。ベンゾ断薬は変更があり、明日からになりました。なので、新たな離脱症状もあるかもしれないので、本日はともかくショッピングモールで楽しもうと、こちらに来て初めて一人、バスの旅の途中です。

昨日、覚醒剤依存かと思われる若い女性の入院があり、ドタバタの大騒ぎで、かなりの睡眠不足です。こう言っては何ですが……。覚醒剤、アルコール依存と同じカテゴリーって複雑になります。現実は同じ依存症ではありますが、少し噛み合わない毎日です。病室の人間模様から逃げ出したくなったりもあります。一人になりたくて……。

とりあえず楽しんできます。今からバスの乗り換え!

《四月二五日》

こんにちは。ベンゾ断薬三日目です。昨日、両親の面会があり、温泉や観光を楽しんできました。体調はさすがに悪いのですが、何とか乗りきっています。

《五月三日》

こんばんは。六泊七日で外泊中です。

ベンゾを切って一一日目、あらたな離脱症状はありません。現在の症状は離人感、睡眠不足、めまい、耳鳴り、口腔内違和感、ドライアイ、軽い不随意運動。減薬初期には死を覚悟しましたが、回復は思った以上に早く感じます。石川先生からも早いし、順調という言葉をいただきました。買い物、マッサージ、美容室、動きまわって、楽しめています。友人からも先月よりいい顔してると言われました。

本当はしんどいですが、離脱から意識をそらしています。七年ベンゾ浸け、四年のオーバードーズからの離脱とは考えられません。開放病棟への話もあります。さぁ、もう少しです。

「開放病棟」という言葉に私はびっくりして、ということは、「今は閉鎖病棟にいるのですか」と柳田さんにメールすると、以下の返事がきた。

閉鎖病棟の件、私の希望でした。閉鎖でも、携帯電話、外出も当日からＯＫでした。一時、保護室も希望したんですが、却下されました（笑）。今日は温泉に行ってマッサージも受けて、マッタリと落ち着いています。明日、病院に戻ります。

《五月八日》

本日、開放病棟へ変わりました。デパケンも断薬へ。ルネスタも切れるようやっていきましょうと石川先生からの言葉に感慨無量になりました。でも、一人部屋はまだ離人感があるので少し不安です。

《五月一一日》

私には金銭的な援助をはじめ、何もありません。身銭をきり、薬害と闘っているつもりです。アルコール（依存）の方はミーティングに出席すると交通費が支給されます。もちろん参加費はなし。私は出席すると医療費に加算されます。アルコールの方の半分以上がそんな感じです。処方薬オンリーの私には矛盾だらけですが、そんな人には処方薬も多いようですし、社会復帰をする必要もする気もない別の人間、私の治療には関係なし、と思う入院生活です。

でも、ここはほとんどの患者はアルコール依存です。そして生活保護受給者です。なかには真面目に治療に取り組まれている方もいますが……。

もうおわかりですよね。患者間の金銭トラブル、異性トラブル、噂話、ウンザリします。

依存症ビジネスは医療側だけではないという現実を見ました。


このあたりから柳田さんも、長引く離脱症状で疲労がピークに達したようだった。それと、薬が抜けてきたことで、頭がクリアになり、「現実」がよく見えてきたのかもしれない。

この病院はアルコール依存が専門の病院であり、処方薬依存について、離脱症状など非常に詳しく正しい情報はもっているものの、アルコールや違法薬物同様、処方薬においても「依存症」という一つのくくりのなかでとらえているにすぎない。そして、現在のところ、医師の処方によって依存が形成された処方薬依存も減薬、断薬においてこうした病院を頼るしか方法はないようである。

五月一七日には、柳田さんは次のようなメールを送ってきて、さらにそうした現実を伝えてくれた。

《五月一七日》
石川先生は倫理に反する処方はしないをモットーにされています。感謝もしています。
しかし、ベンゾに関してわかっている人＝私は「断薬コース」。わかっていない人には「ベンゾもメジャーも処方コース」を選択します。やはり患者側も情報、知識、意志が必要と思います（注・つまりこの石川医師でさえ、薬について知識をもち、断薬を強く主張しないかぎり、離脱症状に対応してベンゾや抗精神病薬も処方するということだ）。アルコール依存の治療意識の低い人にはレボトミン（抗精神病薬）まで処方している事実……。私はめんどくさい患者ですね。

《五月二四日》

おはようございます。退院は七月中旬になりそうです。

やはり入院中に薬は限りなくゼロにしたいので、昨晩はルネスタを服用せずです。これで残りは抑肝散とロゼレムとなります。ここまで来ました。

不便なこと、不自由なことたくさん抱えていますが、不幸ではありません！

昨日、石川医師から「もうベンゾには近づかないほうがいいです」と言われました。二度とお断り！　でも、私から近づいたわけでもないし（笑）、患者に言うより、ベンゾを処方しないようにと医師に対して言ってほしいです。

《五月二九日》

昨日の診察での石川医師の言葉です。「病院がよかったわけではない。まして治療方針がよかったわけでもない。あなたの何とかしたいという気持ちがすべてです」。

薄っぺらい私の人生で、一番本気に取り組んだ断薬。意志があっても巡り合わせがうまくいかない人も多いなかで、やはり私はラッキーでした。意志と運……。難しいですね。一言だけ言えるならば、諦めないことかな……。断薬は自分の意志が中心軸、けっして医師ではない。

《六月一日》

こんにちは。今日は少し違う観点から今の私を見て……。

何もかも身につく離脱症状！（笑）。苦しすぎたからこそ、財産なんです。忍耐力、精神力、根性、知識、我慢、気合い、感謝……。そして、あるがままの自分を好きになれたような気がします。ある意味、私の場合はですが、離脱症状との闘いが自己肯定感を上げる成功体験となりました。昔は、不眠自慢、神経質自慢をしてました。恥ずかしながら……。

あるがままの私は臆病で気弱ですが、それでも生きていく！

退院したら手話を身につけようと思います。一度死にかけた命、これからは大切に。そんなことを思えるようになれた、この頃です。

なぜ医師に処方された薬によって当事者がここまで苦労しなければならないのか

柳田さんはこうやって、予定通り七月中旬にこの病院を薬ゼロになって退院していった。入院しての減薬期間中、柳田さんは自分自身を見つめ直し、自分の性格、生き方を振り返りながら、ベンゾとの闘いの山を一つ越えたのだ。

それにしても、柳田さんもしばしば書いているように、ベンゾの離脱症状についての正しい知識をもっている医師はあまりに少ない。なぜなのか。やはり、医師の勉強不足は否めない。そもそも『アシュトンマニュアル』の存在を知らない医師が多いのである。このマニュアルがベンゾ離脱に関してもっともふさわしいかどうかの議論はおくにしても、こういうものがあるという事実、すなわちそれは、ベンゾの減薬に苦労している患者の存在を裏づけるものでもあるから、その存在を知らないこと自体、ベンゾ離脱症状について無知であるという証拠であろう。

そこまでひどくなくとも、次のように主張する医師は多い。離脱症状はせいぜい数週間しか続かない。数ヶ月も続く症状は、離脱症状ではなく、病気の症状である、と。こうなると、メンタルクリニック、精神科、どこへ行っても結局病気ということにされ、新たな薬が処方されるだけだ。「依存、離脱症状を認めてもらえず、バカにされたような診察。両親と落胆し、死のうとしていた日々」、柳田さんもこんなふうに書いている。

どうも医師は離脱症状というものをかなり狭く、限定的な状態であるととらえる傾向があり、離脱症状として診療するよりも、出ている症状から新たな病気を「発見」することのほうが好きなようである。しかし、これでは患者はいつになっても薬をやめることができない。

減薬指導をしている病院

二〇一三年八月二六日付け読売新聞の「医療ルネサンス」に「処方薬への依存」という五回シリーズの五回目が掲載された。そのなかでいくつか「減薬指導」を行う施設の名前が公開されている。東京女子医大病院（新宿区）、国立精神・神経医療研究センター（東京都小平市）、赤城高原ホスピタル（群馬県渋川市）、埼玉県立精神医療センター（伊奈町）、神奈川県立精神医療センターせりがや病院（横浜市）、肥前精神医療センター（佐賀県吉野ヶ里町）。

記事ではしかし、こう続く。「（こうしたところ）などが処方薬依存症の治療に対応するが、重症患者中心で、受け入れ可能数は限られている」。しかし、何千、何万人と存在するベンゾ離脱症状を抱える患者——途方に暮れ、絶望している患者——にしてみれば、全国紙に減薬指導をする医療機関として掲載された病院を受診したい気持ちになるのはもっともなことである。

ただ、実際の「減薬指導」がどの程度のものか、注視する必要がある。私のところにも、関東地方在住で東京、埼玉、神奈川、群馬など書かれている病院すべてに電話で問い合わせてみたという人をはじめ、何人もの方から連絡が入ったが、なかなか「いい話」は聞こえてこない。なかでも、F病院を受診した人の話には、ちょっと耳を疑った。

同病院で減薬指導をしているG医師は読売新聞のインタビューに次のように答えている。「複数の薬を長く飲みつづけてきた患者には『一年後に量を半分にできたらよしとしましょう』とアドバイスしています。不安を感じやすい患者にはそれくらい慎重に対応する必要がある」。

しかし、断薬して三ヶ月、いまだ離脱症状に悩まされているある女性（三八歳）がこの新聞記事を見て、G医師を受診したとき、G医師は彼女にこう言ったというのだ。「断薬してもう三ヶ月以上経っているなら、ベンゾは抜けているはず。あなたの症状は離脱症状ではなく、今まで薬でマスクされていた症状だ。眠れないのなら、ユーロジン（ベンゾ系睡眠薬）かセロクエル（非定型抗精神病薬）を処方します」。

さらに、この女性がめまいや体の内部の震えなど明らかなベンゾの離脱症状を訴えたところ、G

医師はそれを「身体表現性障害」（注・検査の結果からは何も異常が見つからないのに、体の具合が悪いはずだという考えを捨てきれず、こだわってしまう状態のこと）と診断し、ユーロジン、セロクエルに加えてSSRIを処方すると言ったというのである。

こうしたケースはこの女性に限らず、もう一人、新聞記事を読み、G医師を受診した男性からも聞かされた。ベンゾ服薬二五年、ここに来て不調（うつ状態）が出たため減薬を考えてのことである。G医師は診察後、「まずはうつ病を治してから、減薬を開始しましょう」と提案したそうだ。そして、リフレックス（NaSSA）を処方した。

離脱症状と思われるうつ状態に抗うつ薬を処方する。このやり方が最終的な断薬に向かうために必要なプロセスなのかどうかはわからないが、抗うつ薬でうつ状態が治ればいいが、治らなかったら、ベンゾだけでなく、今度は抗うつ薬も飲みつづけることになるのである。

確かにG医師の言うように、薬の成分は三ヶ月も経っていれば体から抜けているだろう。しかし、薬が与えた影響（中枢神経や自律神経、内分泌に与えた影響）は、薬が体から抜けたからといってすぐなくなるわけではなく、体が元の状態に戻るものではない。

たとえば、柳田さんが書いてきたように、減薬が進んだ段階で「生理が戻った」という女性は非常に多い。つまり、薬が内分泌（ホルモンバランス）に影響を与え、時間と共にバランスが戻ってきたということだが、これは薬の成分が体内に存在しているか否かの問題ではなく、薬がどういう影響を体に与えたのかという問題である。

しかし、そういう視点で向精神薬をとらえる医師が非常に少ないのだ。G医師もそうだが、「現在の症状は離脱症状（後遺症）ではない。それはあなたが元々もっていた症状である」というのである。減薬をうたう病院の医師でさえ、こうした発言を繰り返すということに、私は驚きと落胆を禁じえない。この考え方でいくと、多くの人が結局再び薬を飲むことになる。断薬など絶対にできないまま、精神医療と関わりつづけることになるのだ。

＊1——デパスは正確にはベンゾジアゼピン系ではなく、チエノジアゼピン系に属する（他にリーゼ、レンドルミン）が、作用機序はベンゾにほぼ同じなので、離脱症状もベンゾと同様である。また、デパスはいわゆる向精神薬には分類されない（「麻薬及び向精神薬取締法」の制限を受けない）抗不安薬である。その後二〇一六年、デパスは向精神薬に指定された。

＊2——薬物依存というくくりで考えると、ベンゾ離脱症候群の人たちも、自身がベンゾを乱用した結果の依存と受け止められ、あたかも「自業自得」のように見られる傾向にある。しかし、ベンゾには医師が処方したとおりに服用しても常用量依存が形成されるので、それを知らずに漫然と処方しつづける医師の側の責任が大きい。
精神科医の松本俊彦氏は雑誌（『臨床精神薬理』二〇一三年六月号）のなかで次のように書いている。「『精神科医は白衣を着た売人だ』という耳の痛い批判を再三聞かされてきた。我々精神科医はなんとしてもこの汚名を払拭しなければならないし、『乱用するのはパーソナリティ障害の患者だけだ』などといった、患者の個性病理のみに責任転嫁する、よく

あるタイプの弁明を許してはならない。（中略）いま精神科医は、医療者としての仁義を問われており、精神科治療はこれまでの極端な『薬物（療法）依存』から脱皮することが求められている」（一一頁）。

だが、これは裏を返せば、多くの医師は「処方薬依存は人格障害患者が行う乱用であり、医師の責任はない」と考えていた（考えている）ということを表しているといえる。そういう「偏見」を精神科医自身がもっていた（もっている）という証拠と読むこともできるのだ。

＊3——家族負担について。向精神薬の副作用、離脱症状では家族で支えきれないほどの状態に陥ることがままある。薬の影響下にある場合、情動を自己コントロールするのは難しく、暴言暴力につながりやすい。そのため、家族にとっても当事者の存在は大きな負担となりがちだ。激しい離脱症状のときは、家族といえども支えきれるものではなく、下手をすると、家族によって精神科病院へ強制入院させられるケースもある。

＊4——神田橋條治（かんだばし　じょうじ、一九三七年〜）。精神科医。現在は鹿児島県にある伊敷病院に勤務している。神田橋医師の考え方を表すものとして、『こころの科学』（一四三号、二〇〇九年）のなかに、笠陽一郎医師の『精神科セカンドオピニオン』（シーニュ、二〇〇八年）の書評があるので紹介する。
「精神科の診断名にはさしたる根拠はありません。現象形、ひらたく言うと見せかけでつけている分類です。経過の観察や治療への反応で確かさが加えられます。ことに『統合失調症』という病名には確たる証拠がありませんし、本質としていくつかの『病』のとりあえずの寄せ集めであり、『変だけどよくわからない』に毛が生えた程度の確かさなのです。（中略）本書に登場する誤診例の圧倒的多数が『統合失調症』と誤診されているのは、当

然なのです。よくわからないので屑籠に入れたのですが、患者や家族はそのことを知りませんし、当の精神科医も失念して診断が確定したと思い込んじゃったのです。（中略）化学薬品は生体にとって異物であり、本質として有害物であり、脳の病的機能だけを抑制したり賦活したりする、なんて都合のよい薬品なんてありゃしない、という常識の欠如。などが悲劇を生んでいるのでしょう」（一一四頁）

＊5――本人に薬物依存の自覚がないまま、処方された薬を飲みつづけ、さらなる依存に陥っている患者がこの日本にどれくらいいるのだろうか。まったく想像もつかないが、被害に気づいている人よりその数ははるかに多いと思われる。

＊6――ロゼレムは、体内時計が乱れ、睡眠のリズムが崩れてしまったタイプの不眠に「メラトニン」という睡眠をつかさどる受容体に作用することで効果があるとして開発された薬。非ベンゾ系である。

＊7――患者にベンゾの離脱症状を教えることのできる医師は、ほんの一握りの医師しかいないと思われる。医師によっては、離脱症状そのものを認めない人もいるし、第一章の注9（四九頁参照）で説明したように、離脱症状の出現する期間を短くとらえている医師も多い。

＊8――患者が思いもかけない症状を訴えると、それは離脱症状ではないと、離脱症状というものをひどく限定的にとらえている医師もいる。柳田さんの場合、抑うつ気分が続き、これまでの医師は抗うつ薬を処方してきたが、石川医師は、すべてベンゾの離脱症状として、その症状を抑えるための薬の処方は一切しなかった。

＊9――患者自身がネットなどで調べたり、自分の服薬経緯と体の変化から、今の症状はベンゾの離脱症状と思っても、それを否定して、「それはもともとあなたがもっていた病気の症状」として、頑として離脱症状を認めない医師が非常に多い。そうした医師の意見に従えば、

患者はさらに服薬する羽目に陥り、それがいやなら、離脱症状を認めてくれる医師を求めて医療難民としてあちこちさまようことになる。

＊10――セディールは、わが国では一九九七年に認可された比較的新しい抗不安薬である。これはベンゾ系ではなく、アザピロン系と呼ばれる新しい系統に属する。ベンゾ系の薬は、過敏になった神経を「抑え込む」というアプローチだが、セディールは、脳内神経系の不安軽減に関係する穴を「狙い打つ」というアプローチである。ベンゾ系薬剤と比較して筋弛緩作用や依存性などの有害事象が少ないので、柳田さんのケースのように、減薬のとき利用されることも多い。

＊11――『アシュトンマニュアル』（正式には『ベンゾジアゼピン――それはどのように作用し、離脱するにはどうすればよいか』という）とは、英国のニューカッスル大学神経科学研究所へザー・アシュトン教授が著した、ベンゾの作用、副作用、離脱症状、減薬法など記したマニュアル本のことで、日本語版（別府宏圀、田中勵作監修、田中涼、ウェイン・ダグラス訳）がウェブ上で無料公開されている。そのなかで、アシュトン教授は、ベンゾの減薬・断薬を行うためには、比較的離脱症状の少ない長時間作用型のベンゾ（『アシュトンマニュアル』ではジアゼパム〈セルシンなど〉を推奨）に置き換えてから、ゆっくり減薬していくこととしている。離脱症状にはじつにさまざまなものがあるが、それを軽減する有用な手段は今のところ知られていない。やはり時間の経過のなかで、薬が乱してしまった人間本来のリズムが回復するのを待つことである。

＊12――女性の場合、向精神薬を飲みつづけている段階、あるいは減薬、断薬の段階で生理の止まる人が多い。これは、向精神薬がホルモンバランスに影響を与えている証拠である。

コラム4　ベンゾジアゼピン考

「ベンゾ系薬剤」は、中枢神経のGABA受容体というところに作用し、中枢神経の信号の流れを抑制することで、不安や興奮などを抑える働きをもつ化学物質の一つの総称である。精神安定剤や睡眠薬、抗不安薬の多くはこのベンゾ系薬剤に属している。

ベンゾの一つ前の世代（一九三〇年代）の「鎮静剤」が「バルビツール酸系」（日本ではフェノバールやラボナといった名前でいまだ処方されつづけている）といわれる薬剤である。この薬剤は当初「まったく安全で毒性皆無」などと宣伝されたが、実際には深刻な副作用や依存性があり、また、大量服薬による自殺も当時大きな問題となった。

そこで、一九六〇〜七〇年にかけて、これより安全であるとして（つまり、大量服薬しても死に至らないという意味で安全）新たに注目を集めたのがベンゾ系薬剤だ。これも当初は「依存性はない」という触れ込みだったが、結局、バルビツール酸系薬剤に勝るとも劣らない依存性のあることが判明している。

二〇一一年に精神科医の松本俊彦氏らが調査した数字によると、全薬物関連障害患者に占める鎮静剤（睡眠薬・抗不安薬、多くがベンゾ系）関連障害患者の割合は、「1996年から2008年にかけての10年あまりのうちに2倍以上に増加し、覚せい剤に次ぐ第2位の乱用薬物である有機溶剤に迫る勢い」になっているという（『精神神経学雑誌』第一一三巻第一二号、一一八五頁）。

少ない量のベンゾ服用でも依存状態になる可能性があり、国によっては処方を二～四週間（イギリス、ニュージーランド、ノルウェーなど）に制限しているが、日本では処方期間の規定はなく、数ヶ月、長い人では数年、数十年にわたって処方されているケースも稀ではない。

しかし、北里大学の村崎光邦教授は、「Benzodiazepine の常用量依存」と題する学術論文をすでに一九九六年に発表し、そのなかで「4～6ヵ月以上の臨床用量のBZ（注・ベンゾジアゼピン）服用者には五〇％を超える退薬症候の発現率を覚悟しておかねばならないことになる」（『薬物依存と脳障害』学会出版センター、一八五頁）として、以下のように警鐘を鳴らしていたのだ。

「本来、依存状態に陥る前にうまくBZの投与を終了して、6ヵ月以上の長期使用へ移動しないような予防的工夫が大切である」（同一八九頁）。

しかし、現在の臨床現場において、六ヶ月という期間はほぼ無視されている。それどころか前述のように、欧米各国の医療従事者の間では、治療用量のベンゾで依存になる可能性があること（常用量依存）、また実際に高い頻度で依存になっていることは常識として広く認められているが、日本ではこうした「常識」さえ医師が知らなかったり、薬に対する甘い認識のもと「一生飲んでも安全な薬」などと患者に伝えて、数十年も処方しつづけている例が驚くほど多い。したがって、処方の際、依存について、やめるときに離脱症状を経験する可能性について、きちんと説明を受けたという人は私の知るかぎりでは一人もいない。

以下は、杏林大学の田島治氏がまとめた「わが国におけるBZ処方の現状と課題」である（「ベンゾジアゼピンの依存と離脱症状」〈辻敬一郎氏と共著〉『臨床精神医学』二〇〇六年一二月号、一六六九頁）。

1　欧米各国の六〜二〇倍の処方件数が続いている。
2　ＢＺの長期使用に対する抵抗が比較的少ない。
3　常用量依存に対する知識理解が不十分である。
4　依存はいわゆる治療的依存が主体で、乱用は比較的少ない。
5　ＢＺの処方のガイドラインがない。
6　長期服用者の多くは離脱を試み失敗していることが多い。
7　ＳＳＲＩ導入後もまだ処方が増加している。
8　各種不安障害に対するＳＳＲＩの適応拡大が遅れている。

ちなみに、二〇一〇年に出された国際麻薬統制委員会（ＩＮＣＢ）の報告書によると、睡眠・鎮静剤（多くがベンゾ系）の消費量は、日本が年間約二〇億九〇〇〇万錠で、断トツの世界第一位である。この結果について、報告書では次のような分析を行っている。「日本での大量の消費は、不適切な処方パターンとそれに起因する乱用が反映されたものだと思われる」。

第四章　一気断薬はつらすぎる

日本の精神医療における一番の問題は、多剤大量処方である。多剤大量処方は、主に統合失調症治療においてなされていたが、SSRI導入以降のうつ病ブームで、うつ病治療においても同様の多剤大量処方が目につくようになった。当然薬の副作用に悩む人が続出し、一部で問題化（といっても、世間一般はまだこうした事実を知らないが）。厚生労働省も多少の対策に乗り出しつつあるようだが、その中身は骨抜き状態である（第五章で詳述する）。

しかし、ネットの世界での発信は活発で、減薬・離脱症状との闘いをブログにアップする人も増えてきた。さらに、薬の危険性を伝える内容のホームページやブログ、あるいは書籍等々によって知識を得た当事者が、これまで飲んでいた薬を自分の判断で減薬・断薬するという現象も起きている。

医師が頼りにならない以上、多剤大量処方による副作用から逃れるためには自分でやるしかない部分もあるが、減薬方法を詳しく調べることなく「薬は危険、だからもう飲みたくない」と一気に、飲んでいた薬をすべてやめてしまうという荒業に出る人もいる。その意味で、私のブログ（「精神医療の真実　聞かせてください、あなたの体験」）も一役買ってしまった感がある。

ここでは、一気断薬がいかに危険かを事例で検討してみたい。

ケース4　論史さんの場合——デパスの一気断薬による遷延性離脱症状

抗不安薬のデパスを五年間飲みつづけた論史さん（三五歳）

論史《さとし》さんの場合、デパスの服薬限度量3mgをはるかに超えて、一日6mgを飲んでいた。最初は3mg以内の服用だったが、五年間、たいした効果も感じないまま飲みつづけ、常用量依存を起こしては薬が増えていくというパターンである。そのとき本人は深い考えもなく、キャンディでも口に入れるように、デパス6mg（多いときには8mg飲む日もあった）を服用しつづけた。

そして、五年が経過した頃、体調不良を起こす。貧血、あるいは船酔いのような状態[*1]が続き、ついに体が動かなくなり、仕事中に横になることが多くなった。結局仕事にならないので、しばらく休職することにしたが、その時点で、まだ論史さんには体調不良が薬のせいとの自覚はなかった。

休職したため時間ができたので、ネットでいろいろ調べてみた。そこで初めてデパスの怖さを知ったというわけだ。怖さは知ったが、減らし方までは調べなかった。

それで、デパス6㎎を一気にやめてしまったのである。当然のことながら、離脱症状が噴出した。心臓を襲う不安感と動悸、体の数々の異常。発狂しそうになりながら、ただ息をして耐えるしかないという状態となった。

論史さんの服薬のきっかけはささいなことだった。会社の上司からの激しい叱責が続き、つらさを訴えたところ、同僚から心療内科を紹介され、受診したのである。こういう場合、医師は気軽にデパスを処方する。心療内科に限らず、内科でもデパスは患者がちょっと不安感やつらさを訴えたりすると、じつに安易に処方されている薬である。

ともかく激しい離脱症状に耐えきれず、論史さんは一ヶ月ほど休職し、自宅で七転八倒した。この状態を我慢すれば薬がやめられる、なんとか我慢しつづけようと思ったのだが、ついに心身が悲鳴をあげた。デパスの再服薬である。最初に元々の量6㎎の四分の一だけ戻したが、まったく変化がなかったので、半分の3㎎まで戻してみた。

しかし、一度出た離脱症状が消えることはなかった。こういう事態はしばしば起こる。離脱症状は一種の禁断症状であるから、薬を飲めばまた元の状態に戻るはず……。しかし、そうはいかない。理由は明らかではないが、これは、『アシュトンマニュアル』にも書いてあることだ。

離脱（断薬）後の再服薬は？

この状況（注・あまりに激しい離脱症状の状態）にあるベンゾジア

ゼピン服用者の多くは、離脱が早すぎた人達です。中には、'cold turkey（突然の断薬をして禁断状態にすること）'を行った人もいます。彼らは、ベンゾジアゼピンを再服薬して、より緩徐な（注・ゆっくりしたペースの）減薬スケジュールをやり直したなら、離脱はもっとうまくいくだろうと考えます。しかし残念ながら、そうは簡単にいかないのです。理由は明らかではないですが（おそらく最初の離脱の経験により、既に神経システムが過敏になり、不安レベルが跳ね上がっているからでしょう）、当初のベンゾジアゼピンの用量では、二度目には効果がないことがしばしばあります。増量した場合にだけ、症状がある程度緩和する人もいるかもしれません。そして彼らは、そこから更にもう一度、長い漸減プロセスをやり抜かなければいけませんが、結局、再び離脱症状が消えない場合もあるのです（注・緩和する可能性もあれば、悪化する可能性もあります）（『アシュトンマニュアル』二二頁）。

というわけで、論史さんもまさに「コールドターキー」を行い、離脱症状の暴走、そして再服薬したものの症状の改善には結びつかず、その後、あまりの体調の悪さに他の心療内科を受診したのだ。しかし、そこで言われたことは、第三章に出てきた医師とまさに同じことだった。

「離脱症状は過去服用歴に関係なく、一週間で消える。だからそれ以上は、元々の症状が出ているだけ」

医師はそう論史さんに言ったという。前に紹介した例では、「三ヶ月過ぎているのだから、離脱症状ではない」と医師は表現していたが（一一六頁参照）、ここではなんと「一週間」である。

さらに、この医師は、離脱症状とは認めないながらも、現在飲んでいる薬を減らしていくのはたいへんそうなので、抗うつ薬のパキシル（ＳＳＲＩ）に置き換えて、一気にデパスをやめる案を提示したという。これもよくあるやり方だ。あるいは第三章で紹介した柳田美智子さんのケースのように、あっさり抗精神病薬に置換しようとする医師も多い。事実、依存症専門病院として有名なＨ病院に断薬を目指して入院をしたある男性も、医師からジプレキサへの置換を提案された。レキソタン（ベンゾ系抗不安薬）とドグマチール（非定型抗精神病薬）、リフレックス（ＮａＳＳＡ）の断薬のためにである。男性がジプレキサを拒否したところ、医師との関係が悪化したものの、なんとか粘ってデパケン（気分安定薬）に置換することで話がついたとメールで知らせてくれた。男性は現在も入院中である。

ともかく、論史さんのように、一気断薬による離脱症状は、漸減（少しずつ減らしていくこと）しながら断薬へもっていった場合に比べて、どうしても厳しいものになる。そればかりか、症状が遷延化して、いつまでも（何年も）残ってしまうことも考えられるのだ。

『アシュトンマニュアル』では、ベンゾの長期服用者のうち、一〇～一五％の人がこの遷延性離脱症候群に移行するといっている。そして、このような人のなかには二〇年以上服用していたり離脱において激越な離脱症状を経験している人が多く、やはりゆっくり減薬している人は離脱症状が遷延化する確率がはるかに低いとしている（『アシュトンマニュアル』一〇二頁）。

論史さんは断薬して八ヶ月経過しているが、離脱症状は多少改善しているものの、休職期間をさらに延ばさざるをえない状況に追い込まれている。その間、試しにレクサプロ（ＳＳＲＩ）を服用してみたが、離脱症状が軽くなるどころか、その副作用（吐き気、胃部不快感）にも苦しむようになり、ジェイゾロフト（ＳＳＲＩ）に薬を変えたが、離脱症状にはあまり効果がないようだ。論史さんは、今現在も崖っぷちの闘いを強いられている最中である。

こういう場合、オーバードーズをした論史さんにも責任はあるが、それを処方した医師にも大いに責任がある。論史さんが一日に６㎎飲んでいることを医師ははっきりと知り許可していたわけではないのだろうが、カルテを見れば、６㎎（あるいはそれ以上）飲めるほどの量をこれまで自分が（何の考えもなしに、患者が求めればそれに応じて）処方していたことはわかるはずだ。

さらに、こうした薬には依存がつきやすいこと、やめるときに離脱症状が現れることなど、一切の説明はなかった。論史さんの例に限らず、そういう説明をきちんと受けた人などほとんどいない。

ケース５　智子さんの場合——医師による一気断薬

医師のベンゾに対する認識がこのようなものであるから、当然、医師によって一気に断薬されてしまうケースも後を絶たない。ベンゾに限らず、抗うつ薬、あるいは抗精神病薬でさえ、一気に切ってしまう。

智子さん（三六歳）の場合がまさにそうで、断薬後の離脱症状に苦しむなかで、私に連絡をくれたのだ。

減薬を希望したら一気断薬に

心療内科に通うこと七年。よくなったり悪くなったりを一ヶ月ごとに繰り返し、二錠、三錠、四錠と薬が増えるばかりで症状は悪化しました。

心療内科を受診したきっかけは突然の無気力です。いろいろな検査を受けたものの、体に異常はないということで、心療内科を勧められました。診断はうつ病でした。家から近かった病院でしたので三年通院しました。

症状はよくなったり悪くなったりを繰り返しました。医師には「あなたの場合、一生治らない」と宣告されました。本当に絶望的な一言でした。セカンドオピニオンも受けました。でも、今の先生を信じなさいと言われました。*2

結婚を機に、新しい病院に変わりました。それと同時に病名も変わり、躁うつ病と診断され*3ました。新しい先生には「必ずよくなる。あと二年ぐらいで治せる」と言われました。今までの病院では一生治らないと言われていたので、すがる思いで新しい先生を信じて、通院しました。しかし、薬がグルグル変わり、増えるばかりで、二年経っても症状はよくなるどころか悪化していきました。不信を抱きはじめ、今年（二〇一三年）の三月末から減薬を希望しました。

ところが、今まで優しかった医師は豹変し、四種類飲んでいた薬を一気に一種類に変えてしまったのです。飲んでいたのは、

ジプレキサ（非定型抗精神病薬） ２・５㎎ ×〇・五錠

サインバルタ（ＳＳＲＩ） 20㎎

パキシル（ＳＳＲＩ） 20㎎

レキソタン（ベンゾ系抗不安薬） ２㎎ ×三錠

それを、パキシル10㎎のみにして、あとは一気に断薬したのです。

その二日後から激しい吐き気、無気力になりました。あれだけ眠れていたのに、まったく眠れなくなりました。不安で不安で、何度も目が覚めます。苦しい過去のフラッシュバック。無気力なのに突然襲う激しいイライラ。

医師は「あなたが望んだことなんだから、だったら薬を戻せばいい」と言います。

そんなとき、減薬してくれる医師を知り、通院しました。先生からは、「こんなに急激に断薬して、よく生きてここまでこれた」と言われました。そんなにつらいことなんだと、現実を突きつけられました。それからは一つ残ったパキシル10㎎を二ヶ月かけてゼロにしました。

完全断薬してまだ一ヶ月ちょっとですが、頭痛、手の痺れ、無気力と睡眠のサイクルが戻りません。周りに迷惑をかけるぐらいなら、今いなくなってしまおうと、そんなことばかり考えています。今はまた、薬に頼るべきなのか迷っています。

家族は夫しか理解してくれていません。それが唯一の救いかもしれません。そんな夫とも今は離婚することばかり考えてしまいます。何もかもがいやになり一人でいたいと思ってしまいます。

智子さんが減薬を考えたのは、じつは子どもが欲しかったからである。しかし、あまりの離脱症状に、子どもなど程遠くなり、それどころか、「出産が怖い！」(痛いので) という「出産恐怖症」に陥ってしまった。これは以前からあった症状だが、原因ははっきりしている。小さい頃、母親から、出産がいかにつらくて痛いものか、智子さんは聞かされつづけていたのだ。子ども願望からその記憶が掘り起こされ、離脱症状という不安定な精神状態のなかで、(まだ妊娠さえしていないのに)「出産が怖い」という恐怖を、それも異常なほどの恐怖を引き起こしてしまっていた。

眠れない、夜中に恐怖でパニックになる、死にたいと家族が見ている前で包丁を自分に突き刺しそうになる……。パニック状態は智子さんを追い詰めた。いつまたあの恐ろしいパニックが襲ってくるのか、予期不安がさらに不安感を増大させた。

主治医によってジプレキサ2・5mg ×〇・五錠、サインバルタ20mg、パキシル10mg、レキソタン2mg ×三錠を一気に断薬させられたのである。さらに、その後、減薬・断薬クリニック (じつはこの医師は第一章で大山千春さんの断薬を行ったA医師である) で、残りのパキシル10mgの減薬・断薬を行っている。すでに離脱症状が出ている状態で、さらなる減薬を行うことが、やり方として妥当だったのかどうかわからないが、ともかくA医師は智子さんが希望したこともあり、二ヶ月かけてパキシルの断薬を行った。しかし、当然のことながら、離脱症状はますます激しくなった。

智子さんが私に連絡をくれたのはちょうどそんなときである。メールや電話で、離脱症状の情報や、同じように苦しんでいる人がたくさんいること、それでも立ち直って今では元気に暮らしている人もたくさんいることなどを伝え、なんとか励ましつづけた。

その間のメールのいくつかを紹介する。


（A先生のところへ）先月まで月に二回のペースで通院していましたが、このつらい状態で一時間のサウナは本当につらいです。サウナに入っても体は楽にはならず、本当にこれでよくなるのかますます不安になってしまいます。A先生に「一生このままなんじゃないかと不安になります」と言うと、「生きる目的がなければ一生このままだよ」と言われ、めちゃくちゃに凹んで帰ってきたときもありました。


レキソタンを飲んでから横になり（智子さんは、あまりに症状がつらいのでレキソタンを少し戻していた）、一時間半ほど経つとまた恐ろしいパニックが始まりました。このまま朝まで眠れればと思っていたのに、また不安が増してしまいました。

やはり襲ってくるのは出産への恐怖。何でこんなにも執着して襲ってくるのか、狂いそうです。主人がもう、子どもはいいから元気になって二人で暮らそうと言ってくれても、よけいそれが申し訳なく、子どもを諦めたくない衝動と、でも恐怖でパニックが収まらず、何度も飛び降りようとしたり、首を吊ろうとしましたが、あと一歩勇気が出ないんです。ここで死ぬなら薬を一度戻そうと思い、とりあえずレキソタンをまた飲み、救急車に電話しました。主人が変わってとりあえず呼ばないことにしたのですが、今日、入院できる病院に行こうと思います。

関東地方で、どこの病院が少なくとも離脱症状をわかってくれる病院かご存じでしょうか。

先日の土曜日、A先生のところに行ってきました。行く前まで錯乱状態で、車の中では抵抗するように発狂しました。でも、かこさん、私、人前ではそうならないように自分を抑えることができるんです。A先生も「こんなのは禁断症状じゃない。もしそうならそんな普通に話せないし、ところかまわず発狂したり、踊ったりする」と言われました。

今の症状で一番恐怖なのが、子どもを産む恐怖だと言うと、「じゃあ、産まなきゃいい。それよりもあなたみたいなのが子どもを産んだら虐待してしまうから、それが怖い」と言われました。サウナも今日は入る気もなく、それでよくならないのは当たり前だと言われ、私には意志の強さもないと思いました。

自分はいつも自信がなくて、人にどう思われているのか気にし、それなのに急に怒ったりして、痛みの恐怖が尋常じゃないことなど考えると、やっぱり自分は精神分裂病だと思いました。

もう自分が何なのかわかりません。昨日は死を覚悟して川に入りましたが、恐怖でどうしても一歩が進まず、結局家に戻ってきてしまいました。

ネットで沖縄に一〇〇％精神病を治す施設があると知り、家族（とくに父）がいくらかかろうがそこを信じて連れていくと言うのですが、不安です。でも、もう家族もこんな私をどこかの施設に預けたいのだと思います。自分では死にきれない……。明後日、沖縄まで行きます。もう、帰ってこれないと思います。かこさん、今まで本当にいろいろありがとうございました。

唐突にこんなメールをもらい、あわてて沖縄の施設についてネットで調べ、「ここですか」と智子さんにメールで尋ねたところ、「そうです」という返事だけは来た。

なるほど、その施設、薬を一切使わず統合失調症を一〇〇％治すとうたっている。半年間、沖縄のマンションで暮らし、治療に通う。費用は数百万円とのこと。それにしても、どう考えてもおかしいし、そもそも智子さんは統合失調症ではないのである。やめたほうがいいのではと伝えたが、返事は来なかった。そして、二週間ほど経過して、智子さんからメールが届いた。

あれから、錯乱状態とパニックが続き、結局沖縄にも行ける状態ではなく、まだ実家にいます。何とか生きています。

かこさん、私、こうなってみて、自分がどんな人間だったのかはっきりわかってしまったんです。小さい頃、イジメにあって、それから私は人を信じることができなくなりました。それがたとえ家族でも、家族のことすら信じられないんです。人と会って話すことは好きなのですが、いつも自分はどう見られていて、この言葉は相手をいやな気持ちにさせないかなど考え、結局疲れて帰ってきます。そのわりに自分の思い通りにいかないとすぐにカッとなるところがあり、今はそのフラッシュバックに襲われています。死が怖いとか、出産が恐怖だとか、自分は頭がおかしい人間だということがよくわかりました。

主人もとても優しいのに、どうしても彼を信じられず、いつもイライラしてしまいます。検索したところ、私は人格障害、精神分裂病に当てはまると思います。また、強迫観念もひどく、身の回りのものを使えずにとっておいたり、自分はダメなところだらけだとわかりました。薬で治るものではないとわかっていても、ここまでひどい精神をもった私には、薬が必要なのでは……と思ってしまいます。今はそんな不安と恐怖で時間が経つのがとても遅く、いつも緊張と焦りで生ツバばかりが出ています。

かこさんをお騒がせしてしまい本当にすみませんでした。私はやはり、精神病だと思います。それでも、薬をやめてからここまで症状がひどくなりました。薬に頼りたくない、でも、自分を変えたい！　でも、どうしていいのかわからず、すがるようにネット検索ばかりしてしまいます。

先月たまたま新聞にH病院の記事が載っていて、受診してきました。今まで隠してきた自分の性格を話すと、精神分裂病ではないと思うと言われましたが、自分は間違いなく分裂病だと思うんです。その先生には、薬物依存だから薬は出したくないと言われてしまいました。ただ、この減薬方法は早すぎたと言われ、頓服としてコントミン（定型抗精神病薬）を処方してもらい、我慢できず発狂したときに飲みました。それからは発狂はおさまりましたが、依然不安と恐怖で心が休まることがありません。医者に言っても精神薬は麻薬とは違うから安心していいと言われますが、もう何が正しくて、自分はどんな人間なのかわからず、頭が狂いそうです。

定年過ぎの両親も私のせいでほとんど眠れぬ日々を送ることになってしまい、自分は生きていても価値のない人間だと思います。死にたい、でも、怖い！　そんな毎日です。この状態が離脱症状だとしても、本当に気持ちが安定してくるのか、出口が見えないんです。自分に居場所がなく、悩んでいます。お忙しいのに長々とすみませんでした。

このメールに対してなんとか励ますメールを送ったが、返事はなく、一ヶ月ほど過ぎた頃、私から電話を入れてみた。電源が入っていないというメッセージが流れたが、着信履歴が残っていたのだろう、それからしばらくすると、智子さんからメールが届いた。内容は、なんと、現在、関東地方のある精神科病院に入院しているというのである。数日前まで閉鎖病棟にいたため電話に出られなかったが、今日から開放病棟になったのでメールができるようになったと書いてあった。

智子さんは自分のことを「統合失調症」と思い込んでいるようだった。A医師から「そんなのは離脱症状ではない」と言われたことが、ずっと彼女の胸に残っていたのだろう。こんな異常な状態は離脱症状などではない、きっと自分は統合失調症（というより精神分裂病と智子さんは表現している）に違いない……。

メールによると、今はコントミン25mg朝昼晩、レボトミン（定型抗精神病薬）５mg×二錠、ロンフルマン（チェノジアゼピン睡眠薬、レンドルミンのジェネリック）０・２５mg×一錠、デパケン（気分安定薬）２００mg朝晩、を飲み、なんとかパニックは抑えられているという。

しかし、以前の症状――「出産が怖い」「死が怖い」「老けるのが怖い」（途中から智子さんは老いに対しても恐怖を抱くようになった）が今もなお、一日として頭から離れることなく、それを医師に言うと、「極度の不安神経症」と「うつ病」という診断だった。結局、薬が増えていったが、智子さんの薬に対する恐怖心を見た医師は、「電気けいれん療法」を提案してきたのである。

電気けいれん療法（ＥＣＴ：electroconvulsive therapy、電気ショック療法ともいう）とは、頭部に一〇〇ボルト前後の電流（パルス波、あるいはサイン波）を短時間反復通電することで、人為的にけいれん発作を誘発して、それが精神症状の緩和につながると考えられている治療法のことである。私個人としてはこのＥＣＴを推奨する気持ちになれず、智子さんには、副作用として記憶障害が起こる可能性のあること、再発のたびにＥＣＴを繰り返すようになりそのことで認知機能が落ちていく可能性があることなど伝えておいた。が、このメールの一ヶ月後に次のようなメールが届いたのである。

かこさん、こんにちは。先週から電気けいれん療法が始まりました。私の場合一回で効果があり、自殺念慮がほとんどなくなり、気持ちがだいぶ楽になりました。まだ、二回目ですが、おかげで気持ちは前向きです！　電気けいれん療法を受けるときに、医師からも効果は五分五分だと言われていました。私にはそれが合ったようです！　なんでもっと早くやらなかったのかと思えるほどです。電気けいれん療法は六〜九回行う予定です。年内には退院できそうです。

かこさんにはたくさん相談にのっていただき感謝しています。退院できたら、お会いできる日を楽しみにしています。

智子さんと対面

三ヶ月半の入院の後、智子さんは二〇一三年の暮れに退院した。そして、約束通り、私は翌年の五月、智子さんに会った。

あれほどのつらさを訴えていた智子さんだが、元気そうに見えた。そして話しているうちに、智子さんは「この二月に主人とは離婚しました」と切り出し、「病院にいるときに、主人にどうしても会いたいとは思えなかったから」とあっさりその理由を語った。

ＥＣＴを受けようかどうしようかと考えていたとき、じつは、智子さんは入院先の病院から外泊で自宅に戻っていたのだが、家を飛び出し死のうとしたことがあった。家族中が智子さんを探している最中のこと、やはり「死にたいけど死ぬのが怖い」という思いのなかで父親の携帯に電話を入れた。父親は、遠くまで行ってしまった智子さんを慌てふためき迎えに行き、娘が死んでしまうくらいなら、いっそのことＥＣＴを受けさせたい、死ぬよりはまし、と考えるようになった。そこで同意書にサインをして、ＥＣＴが実施されたとのことである。

目の前の智子さんは、一見明るい性格の女性に見えた。以前と同じ仕事（保育士）も週に数日だが再開できたという。ただ、薬は現在、コントミン、アナフラニール（三環系抗うつ薬）、レクサプロ（ＳＳＲＩ）を飲んでいる。そして、今でも何かあると突然自殺願望に襲われるので、頓服にリスパダール（非定型抗精神病薬）も服用している。

話を聞くと、智子さんは、ＥＣＴを受ける前の記憶、たとえば友だちがこの治療法についていろいろ調べてくれたらしいが、そうしたメールをもらった記憶がすっぽり抜け落ちているという。さらに現在は、頭を締めつけるような頭痛と、意識が遠のくこと、記憶力がなくなってしまったこと、人の名前が出てこない、五分前のことを忘れてしまう、そうした後遺症に悩まされている。が、それでも──、「うつが再発したら、また電気をやるように言われています。私もそのほうがいいと思ってるんです」。

そんな智子さんに、私は多少の危惧を抱いた。コラム５（一四八頁参照）で紹介するように、ＥＣＴには「嗜癖」があるといわれている。また、智子さんの場合、最初の効果が劇的であっただけに頼りたい気持ちはわかるが、安易に考えるのは危険である。今は記憶を失ったことで「自殺念慮」

も薄まっているのだろうが、ＥＣＴでは再発を防げないという説も根強い。精神科医の野村総一郎氏もその著書『うつ病をなおす』（講談社現代新書）のなかで再発率の高さに言及している（一四八頁）。野村氏はその対処法として、「維持通電療法」（氏はＥＣＴを「通電療法」と表現している）を一定の間隔で予防目的に行えば再発は防げるといっているのだが、智子さんがそうだったように、ＥＣＴには副作用として「記憶喪失」がある。副作用については後述するが、連続するＥＣＴは記憶喪失の体験を積み重ねることになり、ひいてはそれが認知機能の低下を招くことにもなりかねないのだ。

修正型電気けいれん療法

電気で人為的にけいれん発作を起こすことで、精神症状の緩和につながると考えられているＥＣＴ。しかし、なぜ効果があるのか、その仕組みはよくわかっていないのが実情である。

野村氏は同書で通電療法の「作用機序」を、中世ヨーロッパで行われていた「びっくり橋療法」（患者に橋を渡らせて、池の真ん中で橋が突然抜け、その急激なショックで病状が改善したといわれている）を例に挙げて、「このような『ショック療法』を医学的に行おう、というのが通電療法の発想の基になっている」（『うつ病をなおす』一四六頁）と説明している。要するに、氏の説では、ＥＣＴは「けいれん」というより「ショック」に効果を期待しているということだ。

野村氏はさらに、この通電療法はうつ病に対して、抗うつ薬の有効性が七〇％であるのに対して九〇％を超えるので、「『自分がもしうつ病になったら、真っ先に通電療法を受けさせてくれ』と同僚に頼んでいる」と書き（同一四五頁）、大絶賛しているのだ（抗うつ薬の有効性が七〇％というのは、コラム２〈七三頁参照〉で書いたようにすでに否定されている）。

ところで、この「治療法」を一九三八年に発明したイタリアの医師ウーゴ・ツェルレッティが最初に用いた道具は「死刑用の電気椅子や豚の屠殺場などで使われていたもの」（『脳電気ショックの恐怖再び』水野昭夫著、現代書館、一二八頁）だったらしい。

『脳電気ショックの恐怖再び』の著者、水野昭夫氏は現役の精神科医であり、自身もかつてＥＳ（氏はあえてこれを「療法」の意味を含む「ＥＣＴ」とは呼ばず、ＥＳ〈電気ショック〉と呼んでいる）を行ったと告白し、反省を込めながら、その非人道的な「治療法」を同書のなかで徹底的に批判しているのである。水野氏が行った当時の電気ショックの様子を同書から引用してみよう。

「電気は一〇〇～一五〇Ｖの交流電流で、二つの電極を左右の目の上あたりに当ててスイッチを押すと電流が脳の実質の間を走り回るのです。そして患者さんはてんかんのような全身痙攣を起こして苦しみます。瞬間、呼吸も心臓も止まります。顔はチアノーゼを起こして、口からは泡を吹き、『死と隣り合わせ』と表現してよいでしょう」（同一二八頁）

ＥＣＴは、導入された七〇年ほど前には無麻酔で行われていたが、水野氏が行った頃は麻酔だけは施されていたようだ。現在では、静脈麻酔薬および筋弛緩薬を用いるものが主流となり（修正型電気けいれん療法〈ｍ－ＥＣＴ〉という）、そのため眠っている間にすべてが終わり、全身けいれんも起こらないので、患者は痛みや苦しみを経験せずにすむ。

無麻酔、あるいは有けいれんの時代には、医療者が患者に対してこの「電気ショック」を懲罰的に行うことがあり（患者間では「電パチ」と隠語で呼ばれ、恐れられていた）、社会問題となった。と同時に、薬物療法の登場もあり、この療法の使用頻度は激減したが、修正型の登場とともに、装置の安全性も強調され、さらには薬物の副作用の問題、あるいは薬物に反応しない患者の受け入れ先としてここ数年、再び注目されはじめている。

日本精神神経学会ＥＣＴ検討委員会が行った調査によると、二〇一〇年現在、約四割の病院で実施されているという。そのなかで、調査対象の八七五施設のうち一三施設（三・七％）で、いまだ無麻酔で有けいれんのＥＣＴを実施しているというのだ。二〇一〇年時点で、あの映画『カッコーの巣の上で』で描かれたような「電気ショック」を実施している施設がこれほどあるとは驚きである。

けいれんを起こさない修正型のほうが安全性が高いとされるのは、けいれん発作による骨折や脱臼が回避でき、麻酔医の管理のもとに行われるため嚥下障害による窒息や肺炎の心配がなくなったためであるが、脳内に電気が流れるという事実に変わりはない。けいれんを起こさず、眠っている間に密かに行われるため、見た目はひどく穏やかだが、その通電量は、水野氏によれば「処置をする医師も看護師も感電を恐れるような電流」（同二三頁）であり、それは「脳細胞を破壊するに十分な容量」（同二九頁）であるという。

そして、後遺症として水野氏はこう指摘する。「記憶障害を起こしやすくなる。物忘れが激しくなる。感情の動きが乏しくなり、溌剌とした表情がなくなる、などの後遺症はほとんど一〇〇％の患者さんに現れるのです」（同二四頁）。

一方で、薬における「治験」に匹敵するような実験は、このＥＣＴでは一度も行われていないのだ。安全性や有効性は科学的に実証されていないのである。そして、水野氏によると、この治療が自由にできる国は、世界で、日本とアメリカとイギリスだけだという。

「ＥＳが生まれた国イタリアでは禁止されています。フランスとドイツでは裁判所の許可が必要となっているようです」（同四一頁）

にもかかわらず、水野氏によれば日本では「一九九〇年前後からＥＳが蔓延し始め」（同一六七頁）ているという。背景には、氏も指摘するように、医療者側の患者管理の道具として便利なこと（短い時間で、少人数で処置ができる）が挙げられる。

二〇一〇年の海外の研究だが、「ＥＣＴ：文献レビュー」と題して、ＥＣＴの効果について多くの文献を調査したものがあるので紹介する。

http://psychrights.org/Research/Digest/Electroshock/2010ReadBentallElectroshockReview.pdf

論文の「要約」によると、ＥＣＴの効果は「ごくわずか」であるという。効果のなかには精神科医のみが効果を認めているものもあり、また、自殺を予防するという仮説を支持する研究は存在しないとしている。そして、少数ではあるが死亡につながるリスクもあることを考えれば、「ＥＣＴの費用対効果はあまりに貧弱で、これを使用することは科学的に正当化できるものではない」と結論づけているのだ。

そんなＥＣＴが日本では約四割の医療機関で実施されているという現実。多くは入院して、一クール（六回くらい）のＥＣＴを受けるのが通常だが、最近では外来で（日帰りで）この療法が受けられる病院さえ出てきた。いかにもお手軽な感じだが、日帰りＥＣＴを売りにしているその病院で、実際治療を受けた結果、視界に異常を来し、見るものすべてが四五度くらい傾いて見えるようになってしまったという女性の被害報告も私の元に届いているのである。安全性を証明する研究が一度もなされないまま、ＥＣＴは今も保険適用で行われつづけている。

その後の智子さん

つい最近、久しぶりに智子さんからメールが届いた。お会いしてから一ヶ月半ほど経っていた。読んで、何ともいたたまれない気持ちになった。智子さんは、以前の症状が再び出てきたため、二週間ほど入院していたというのだ。つまり、ＥＣＴ治療後六ヶ月にしての再発である。そして——、

「前回の入院で効果のあったＥＣＴ治療は、今回はほとんど効いてくれず、医師もこれ以上続けるのはやめようと、退院させられてしまいました。今は離脱症状なのか、ＥＣＴの後遺症なのか、吐き気と頭がグラグラして、入院前よりも状態が悪くなってしまいました」

そして、今は漢方薬とコントミンを飲んでいるが、コントミンの量を増やそうかどうしようか迷っているという。さらに、サプリメントも試してみようか……。

幸い以前のような強い自殺念慮は出ていないが、頭がグラグラし、ソワソワ感もあり、ため息が

止まらず、気持ちが晴れないという智子さん。

医師がこれ以上のECTを行わなかったのは幸いだったが、私としては、何とか智子さんが以前のような最悪の状態に戻ることがないよう、祈るばかりである。

＊1――アシュトン教授は「ベンゾジアゼピンは、神経系全体、つまり、中枢神経系および自律神経系の両方に影響を及ぼす」としている。自律神経系は、血管の拡張や収縮、心臓の鼓動など、不随意の身体機能を調節、制御する神経である。たとえば、恐怖を感じる場面では、自律神経系の働きにより、手の震えや心拍数の増加が引き起こされる。ベンゾの作用機序、そして有害作用について、『アシュトンマニュアル』には以下のように書かれている。「ベンゾジアゼピンによってもたらされたGABA抑制機能の賦活化の結果、ノルエピネフリン（ノルアドレナリン）、セロトニン、アセチルコリン、ドーパミンを含む脳内の興奮性神経伝達物質の出力が減少します。これらの興奮性神経伝達物質は、正常な注意力、記憶、筋緊張、協調運動、情動反応、内分泌作用、心拍数・血圧のコントロール、その他多くの機能に欠かせないものですが、これら全てがベンゾジアゼピンによって損なわれる可能性があります。GABAと結合しない他のベンゾジアゼピン受容体が、腎臓、結腸、血球、副腎皮質にも存在します。これらもまた、いくつかのベンゾジアゼピンに影響を受ける可能性があります。このような、直接的・間接的作用が、ベンゾジアゼピン服薬による周知の有害作用に関係しています」（三三頁）。
＊2――現在の治療に疑問を感じてセカンドオピニオンを受けても、「今の先生を信じなさい」な

ど告げられる場合が多いようだ。これではセカンドオピニオンの体をまったくなしていないが、多くの医師は、現主治医の診断を覆すようなことは決してしない。まして国立、県立といった大きな病院で受けた診断は、「あそこがそういうのだから、診断に間違いはないだろう」ということで、ほぼ一〇〇%、セカンドオピニオンは無意味となる。

＊3――第二章で見てきたように、躁うつ病（双極性障害）はまさに流行病となっている。

コラム5　やっぱり「電パチ」はあかん

ＥＣＴについてもう一冊、本を紹介しよう。『懲りない精神医療――電パチはあかん!』（前進友の会編集・企画、千書房、二〇〇五年）である。この本のなかで、笠陽一郎医師は「自己批判」と題して、過去に自身が行ったＥＳでの事故、他の医師による事故について赤裸々に書きしるし、「結局、ＥＳは『その場しのぎ』でしかなかった。医師と看護の能力の低さの象徴でしか無かった。現にその後、ＥＳなしでも十分に医療はやれている」（三三頁）と書いている。

さらに、同書で述べられている黒川能孝氏（精神科医）の意見はじつに示唆に富む。以下部分的に引用しよう。

「自殺が切迫している場合。ＥＳをやろうとする医者は、とにかく自殺させなければいい、患者が自殺という行動をとらなければそれでいいと考える。だからESで何も考えられないような状態にする。その考え方からすれば、副作用である記憶障害も、むしろあった方がいいということになりかねない。

抗不安薬などの向精神薬も、物事をあまり考えないようにする、という目的で用いるが、連続性があり、その都度病者に具合を尋ねながら処方調整することが可能である。（中略）ESのような治療の連続性を断ち切ってしまう荒っぽいやり方に比べると、予後的にも格段の差があると思う。病者のこれまでの生き方を大切にしたい。自分という存在をどうとらえ返していくのか、自己評価・自尊心をいかに高めていってもらうか。自分は生きるに値する人間なんだ、自分も生きていていいんだ、生きてゆきたい、と思えるように支持していく働きかけ。

ESをしてしまうと、こういう働きかけが、つながらなくなってしまう。ESで表面的に自殺を考えなくなったとしても、根底の考え方（絶望感・自責感……）が変化しなければ一時しのぎでしかなく、再び自殺念慮が高まり、場合によってはESをくり返すことになる。このような、ES嗜癖があることも知られている。（中略）

ESをくり返すなかで、医者・看護者は最も大切なこと、すなわち病者の声に耳を傾ける、病者の行動の意味を考えることをだんだんしなくなってゆく。それは治療技術の稚拙化であり、人格の低劣化である」（同六七～六八頁）

第五章

難治性統合失調症という医原病

ケース6　由美子さんの場合——「薬は何を飲みたいですか」

二〇〇六年、由美子さん（四〇歳）は看護師としてリハビリ病棟で働いていた。勤務は、日勤、準夜勤、深夜の三交代制。また勉強会なども頻繁にあり、とにかく多忙だった。

今から思えば、おそらく忙しすぎたのが原因である。まず、食欲が落ちた。そして、ある夜勤明けの日、胸の動悸が異様に激しくなった。その日はあいにく木曜日だった。近所の医院は休診のところが多く、医師会に問い合わせたところ、自宅からかなり離れたある精神科クリニックを紹介された。遠方だったため受診を少々ためらったが、そのときはとにかく医師に診てもらいたい一心で出かけていった。診察中、医師に話をしながら、なぜか涙がポロポロこぼれた。

担当したのはかなり若いドクターで、由美子さんが看護師だからだろうか、「薬は何を飲みたいですか」と尋ねてきたという。しかし、いくら看護師といっても、患者に薬を選ばせるのだろうか。違和感を覚えたが、由美子さんは「ロヒプノール（ベンゾ系睡眠薬）を」と答えてしまった。もちろん、ロヒプノールが処方された。

しかし、家から遠かったためやはり続けての通院は難しく、すぐに近くの心療内科に転院した。そこでも引き続きロヒプノールが出され、さらにベンゾ系の抗不安薬も追加で処方されるようになった。この心療内科では、以降、由美子さんが何かちょっとでも症状を訴えると、すぐに薬が追加処方された。*1 ベンゾ、抗うつ薬、その他多数……が、すでにこの頃から由美子さんの記憶ははっきりしない。「おくすり手帳」の管理もできないまま、どんな薬を飲んでいたのか、はっきり思い出すことができないという。

それでも仕事は続けていた。しかし、早朝覚醒があり、薬の影響もあって、申し送りのときなど居眠りをするようになった。それを見ていた師長から「どうも仕事ができる状態ではないようだ」と指摘され、由美子さんは薬を飲んでいることを正直に師長に告げた。「こんなにたくさん薬を飲んでいては、看護師の仕事はとても無理です」師長のその一言で、仕事は辞めざるをえなくなった。

小人が見える……

自宅で休養しながら通院を続け、薬はどんどん増えていった。もともと非常に真面目な性格なので、服薬も真面目に続けた。そして、一日の大半を寝て過ごした。それにしても体が異様にだるい。

どこか内臓が悪いのではないかと考えた由美子さんが主治医に採血をお願いすると、この心療内科の医師はこう言ったという。「僕は採血が苦手なので、注射器を渡しますから、自分でやってください」。由美子さんが看護師であることを知っての言葉だろうが、ここでも彼女の不信感が膨らんだ。しかし、仕方がない。駆血帯だけはしてもらい、彼女は自分で自分の腕に針を刺した。

血液検査の結果は、異常なし。しかし、相変わらず食欲がなく、食事がほとんど摂れない状態で、体重がみるみる減っていった。そのため薬も多少減ったが、それでも一日に四〇錠は飲んでいたという。やがて、由美子さんに幻視が現れてきた。小人が見える……。

母親が心配して、薬局の薬剤師に「これほどたくさんの薬を飲んでいて大丈夫なのか」と問い合わせた。薬剤師は「大丈夫です」と答えた。[*2] 由美子さんは、思考力や記憶力の低下により、「おくすり手帳」の管理もできなかったため、薬局に問い合わせて、これまでの薬の履歴を出してもらえないかと頼んでみた。薬局では、一応主治医に聞いてみますとの返事だったが、出てくるまでにかなりの時間がかかった。

ようやく出てきた服薬履歴をもって、別のクリニックを受診した。三軒目の医療機関である。担当医にこれを見せると、どうしてこんなにたくさん飲んでいたのかとびっくりし、まずは減薬から始めることになった。薬が減っていくなかで、由美子さんはますます痩せていった。そして、内臓が勝手に動いている感じ、あるいはお腹に物が入っている感じがして、医師に告げると、医師はそれを「体感幻覚（セネストパチー）」と判断。そして由美子さんを「統合失調症」と診断し直し、抗精神病薬による治療が始まったのである。

「体感幻覚」は、第一章の大山千春さんの例（二六頁参照）にあるように、減薬の際の離脱症状（退薬症状）としても現れる症状である。しかし、医師はそれを見抜けずに、症状だけを見て統合失調症と診断した。薬の多さを指摘して、減薬を言い出したまではよかったが、結局、それが仇となった。元をただせば、食不振と胸の動悸である。それが「治療」によって、ついに統合失調症にされてしまった。医師のレベルの低さ、それが招いた結果であるが、「治療すればするほど悪くなる」という筋書きはここで終わりにならなかった。

統合失調症の治療が始まると、ほどなくして由美子さんに抗精神病薬の副作用であるアカシジア（六三頁参照）、ジスキネジア（第一章注6〈四九頁〉参照）の症状が出てきたのだ。「本当にこんな治療でいいのだろうかと、疑問は日々大きくなっていきました」と由美子さんは言う。

しかし、医師は、体調不良で身の回りのことに手が回らなくなった由美子さんが、髪も伸び放題になっているのを見て、「人から見られるのが怖いから、そんなふうに髪を伸ばしているんですね」と、なんでも統合失調症の症状に結びつけて判断をするようになった。カウンセリングも受けたが、それも単に、今出ている症状は陽性症状である、あるいは陰性症状である、といったこじつけに近い説明に終始するものだった。

「当時からおかしいおかしいとは思っていましたが、そのときは医師への信頼感がまだあったんです。医者が言うのだから、そうなんだろうと」[*3]。それにしても体のだるさは尋常ではない。その頃は通院さえできない状態で、薬は母親にもらいに行ってもらった。そして、母親が由美子さんの体のだるさを医師に訴えると、医師は、「薬で鎮静しているだけだから、心配ない」という返事。

しかし、いくら薬を飲んでも、まったく回復しないどころかどんどん悪くなっていく……。

四軒目の医療機関……そしてセカンドオピニオン

由美子さんは転院を決意した。

しかし、結局新しいところでも処方は変わらず、それどころか医師は「これくらい薬を飲んで、働いている人もいる。そんなことでどうする」と叱咤するばかりだった。また、由美子さんが採血を頼んだところ、いきなり診察をしているその場で採血され、その結果を見た医師は由美子さんにこう言い放った。「ほら、見てみろ、どこも悪くない。あなたが感じているだけだ」。そして「前の先生が統合失調症と言うのだから、統合失調症に間違いない」と診断を見直すつもりもまったくないようだった。

行き詰ってインターネットでいろいろ情報を集めているなかで、由美子さんは笠陽一郎医師のホームページ（二九頁参照）に行き着いた。さっそくセカンドオピニオンとして笠医師の意見を聞いたところ、統合失調症ではないようだ。今の症状は薬によるもの、減薬、断薬をすればきっとよくなる……という見解を得た。

そこで、またしても転院を決意した。五軒目のクリニックである。そのクリニックの医師に、まずその頃飲んでいた抗精神病薬、リスパダールの減薬、断薬を申し入れた。ところが医師は何をどう考えたのか、リスパダールをエビリファイ（抗精神病薬）に切り替えたのだ。確かにリスパダールは断薬することになったが、代わりが抗精神病薬の処方では意味がない。

笠医師に相談をすると、そんな処方ではかえって眠れなくなる。リスパダールを減らせばいいのに、どうしてそれがわからないのか、とひどく怒ったという。

ついに難治性統合失調症

改めてリスパダールの漸減を担当医師に申し出た。一応了解をして減薬が始まったが、減らすと由美子さんのイライラが高まり——これは離脱症状だが、医師はそうは受け取らず、病気が再発したとみて薬が増やされた。そして増やすと今度は寝たきりの体調不調となり、もう医師もどうしていいのかわからなかったのだろう。薬のアップダウンが繰り返され、それによって症状もアップダウンを繰り返し、由美子さんはついに「難治性の統合失調症」ということになったのである。

難治性統合失調症——治療抵抗性統合失調症ともいわれるが、その定義は、大日本住友製薬がウェブ上で公開している「医療情報サイト」（海外の文献を翻訳したもの）によると、以下のようなものだ。「過去五年間に（二種類以上の異なる化学的クラスから成る）抗精神病薬による治療を、クロルプロマジン（CP）換算[*4]1000㎎/日以上で六週間にわたり三クール以上受けたにもかかわらず著明な症状の改善がないこと」（一九八八年アメリカのKaneらの研究）。

しかし、由美子さんの経過を見てもわかる通り、難治性とされる原因の多くは治療の失敗、しかも統合失調症の治療の失敗というよりも、ちょっとしたきっかけで精神科を受診した結果の薬漬けによる状態悪化を難治性統合失調症とされている。まさに医原病ということだ。

笠医師の指摘どおり、薬を減らせば必ずよくなる――その思いで由美子さんと母親は、医師を頼らず自宅で減薬に取り組むことにした。しかし、なかなかうまくいかない。そうこうしているうちに、解離症状も現れて、幻覚もひどくなった。家の中に人がたくさん立っている。猫がたくさんいる……。

三ヶ月ほどそんな症状が続き、減薬も進まず、にっちもさっちもいかなくなった。仕方なく、六軒目の病院を受診した。しかし、担当医は、「統合失調症かもしれないが、そうでないかもしれない。何とも言えない。診断はつかないが、ともかくイライラがひどいようだから、入院をしてみてはどうか」と提案した。

笠医師に相談をすると、「絶対に入院をしてはいけない」[*5]という意見。周囲の人からも入院は止められ、由美子さんと母親は途方に暮れるしかなかった。

小さい頃お世話になった医師

話は少々飛ぶが、由美子さんは中学時代いじめにあったことがある。そして、ちょうど時を同じくして、県立こども病院の医長が、「いじめについての講演」を行い、当時まだ存命だった父親がそれを聞きに行った。

父親が医師に娘のことを相談すると「甘やかさないで、ほっとけばいい」という返事だった。そして、「何か薬は?」と問うと、「子どもに薬なんて、病気でもないのに」と怒ったように言ったという。二五年も前のそんな出来事を、二〇一二年の暮れ、母親がふと思い出した。あの島崎先生(仮名)はまだ現役で医師をされているのだろうか。ネットで調べたところ、以前行ったことのある駅近くのクリニックでまだ開業していることがわかった。

さっそく予約を入れ、診察を受けることにした。診察時、母親が島崎医師に、「娘はいったいどんな病気なのでしょう」と尋ねると、医師は二五年前を彷彿とさせるように、こう言ったという。「わがまま病。でも、普通のお嬢さんです。何でもありません」。由美子さんは一人っ子で、母親と密着しているところがある。そうしたことも含めての医師の指摘だったかもしれない。母娘密着は笠医師からも指摘されていることだった。

その日から、由美子さんの減薬が本格的に始まった。離脱症状に耐え切れず、由美子さんが「先生、楽になる薬、出してください」と懇願しても、島崎医師は「薬はいくらでもある。でも、あとで苦労するのはあなただよ」と言って取り合ってくれない。母親が薬を取りに行ったときも、「娘が薬をほしいと言っている」と告げると、母親に対してではなく、由美子さんをそういう状態にしてしまったこれまでの医師たちに向かって「ヤブ医者がー!」と怒鳴っていたという話を由美子さんは聞かされた。

ありとあらゆる薬

記憶や記録を掘り起こしてわかっただけでも、これまで飲んできた薬は抗精神病薬だけでも、リスパダール、セロクエル、ジプレキサ、ニューレプチル、セレネース、ロナセン等々。しかも、リスパダール液は頓服として、二軒目の心療内科の段階からすでに処方されていたことがわかった。処方はさらに、ＳＳＲＩ・ＳＮＲＩ・三環系・四環系抗うつ薬、数多くのベンゾ系薬剤。

体重は四八kgあったが、最低で二七kgまで落ちた。極端な体重減少を防ぐ意味もあってだろうか、副作用として体重増加が指摘されているジプレキサを、最大処方量20mgのところ、なんと30mg処方した医師もいた。アカシジアがひどくなり、口のモグモグ（ジスキネジア）が止まらなくなった。リスパダールも12mgのＭＡＸ処方は当たり前だった。その他の薬も種類だけでなく、用量も多かった。

二〇一四年六月時点で、由美子さんは減薬がかなり進み、ベンゾ系抗不安薬のセレナールだけになっている。ソラナックス（ベンゾ系抗不安薬）の減薬には非ベンゾのアモバン（睡眠薬）を使って何とか乗り切った。体重もようやく四〇kg近くまで戻ってきている。

離脱症状ではさまざまなものを体験した。強迫症状もあった。体重へのこだわり、食べるものへのこだわり、飲む水の量へのこだわり。また、身体的な違和感――脳みそがグルグル回っているような感じ、内臓が移動しているような感じ――。そうしたことを告げても島崎医師は「心配ないです。時期がきたら、必ずよくなる」と言ってくれる。「今の先生に出会わなかったら、今頃どうなっていたかと思います」と由美子さんは言う。そして、「最初からあの先生に診てもらっていれば……」その思いも消すことができない。

じつは由美子さんには一二歳になる娘さんがいる。離婚をしており、母親と同居しながら、看護師として娘を育ててきた。しかし、薬漬けになっていた時期、保育園の送り迎えができなかった。卒園式も、アカシジアがひどく、じっと椅子に座っていられるかどうか不安だった。何とか周囲の理解を得て出席することができたが、薬の副作用で娘には悲しい思いをさせてきた。小学校の入学式の日、保護者が子どもと一緒に机に向かい本を読むという行事があったが、薬の影響で手に力が入らないため、由美子さんは本を床に落としてしまった。娘さんは後ろに立っていた祖母に助けをもとめ、その場は何とか祖母（由美子さんの母親）がカバーしてくれた。

「娘には本当にかわいそうなことをしてしまいました。子どもにとって七年間は決して短い時間ではない。患者はめぐり合う医師によってまるきり人生が変わってしまいます。医療なのに、こんなことってあるんでしょうか。そして、患者はこんなに苦しんでいるのに、どこにも訴えることができない、訴える場所がない。たとえ訴えたとしても、失った七年間を取り戻すことはできませんけれど……」

精神医療とはこんな程度のものなのでしょうかと問う由美子さん。看護師としても、これほどひどいとは……想像もしなかったのかもしれない。六人の精神科医がほとんど「治療」になっていないのだ。それどころか薬の副作用を見抜けずに、症状を抑えることしか念頭になかった。七人の医師にかかって六人がそうだとしたら、かなりの確率で患者は「ハズレ」の医師にあたることになる。

いやそれでもまだ由美子さんは七人目でめぐり合えたから、戻ってくることができたのだ。七人かかっても、一〇人かかっても、薬が増えるばかりの人もいる。そして、結局は薬でグチャグチャにされ、「難治性統合失調症」の診断に行き着くのだ。看護師として、薬には日ごろから慣れきっていたところがあったと由美子さんは言う。薬の怖さをあまり考えなくなっていた。しかし、今は、どうして患者さんにあれほどの薬が必要だったのだろうかと考えさせられるときがある。

最近になって由美子さんはこれまで自分が飲んできた薬の量を計算してみた。ざっと数えて三万錠弱。島崎医師に告げると身震いし、自分でもそれだけの向精神薬をこの体に取り込んでしまったことに、今さらながら驚いてしまった。「最近、少しよくなってきた実感がありますが、まだしつこい症状が残っています。本当に時間がかかります。飲んでいた時間だけでなく、減薬にも時間がかかり、体調が完全に戻るまでにまた時間がかかる。精神科の薬はそういう薬なんです。なぜこうも安易に処方するんでしょう」。

島崎医師からは薬の離脱にはあと少々の時間が必要と告げられている。今はその日を目指して、さらなる減薬に取り組み、娘を育て、再び看護師として働ける日を目標に、由美子さんはいまだ残る離脱症状と闘いながら、日々を乗り切っている。

ケース7　祐介さんの場合——母親からのメール

息子は二三歳。中学二年のときに、同級生五人から言葉のいじめを受け（へん、キモイ、笑われ、無視）、結局、不登校となり、自信を失い、「死にたい」と言い出しました。いじめの言葉に根拠はなく、担任に訴えても、「いじめはどこの社会でもある」と開き直られ、まったく息子の味方にはならず、いじめた子らの擁護にまわりました。私は離婚しており、周りで手助けしてくれる者がおらず、唯一私の母がいますが、女なので全然相手にされません。

結局、中学校は半分しか行けず、その間、自宅にひきこもりました。カウンセリングや心療内科、小児科、公的な相談施設、ひきこもりの会……数えきれないほど、他人がよいと言う場所へ出向き、相談しました。発達障害の機関へも相談に行きましたが「小さい頃を見ていないからわからない」と言われ、結局、思春期妄想症ではないかと……。

どこへ行っても一向に快方に向かわず、最終的に精神科のクリニックへ行き、統合失調症を予防するという薬を処方されました。リスパダール（非定型抗精神病薬）、デプロメール（SSRI）、アモキサン（三環系抗うつ薬）、ヒベルナ（抗パーキンソン病薬）他。統合失調症の症状など一つもないのに、薬はどんどん増やされていきました。[*6] 増えると同時に、妄想が出てきました。[*7] 母親の私が医師を信じ、言いなりになったのが、本当にバカでした。

息子の現状は、認知機能がかなり衰えて、話す内容が理解できないことが多いです。妄想、幻聴、ときどき幻覚もあるようで、自殺念慮も出てきたようです。現在は「難治性の統合失調症」と言われ多剤大量服薬ですが、入院中で人質にとられていて、どうすることもできません。

転院続きで、いま四つ目の病院です。もう地元で移れる病院がありません。現在の医師も、薬を減らしてくれとお願いしても増やすばかりで、CP換算値が800から2100まで増やされました。

ハチャメチャなことを言い、独語、徘徊、一日中寝ていることが多いです。トータルで四年近く入院生活をしており、絶望的です。インフォームド・コンセントなどまったく無視され、家族の言うことなど聞き入れられず、病院間で勝手に息子を餌食にし、廃人にしています。

もう親子共々疲れきり、気力がなくなって、いじめた生徒や教師、精神科医師たち、傍観してた奴、恨みだけが日に日に増すばかりです。

これ以上治療法はないと医師

じつは祐介さんは、前にかかっていた大学病院で、これ以上治療法がないと言われ、電気けいれん療法（ECT）とクロザリル（一般名クロザピン）を勧められたのである。

クロザリルは、無顆粒球症や心筋炎、糖尿病ケトアシドーシス（糖尿病が一気に悪くなって血液が酸性に偏り、昏睡、悪くすると死亡する）など重篤な副作用を起こす危険性があるため、医療機関も薬局も患者もすべて登録制となっている抗精神病薬である。ＥＣＴ同様、難治性統合失調症治療の「切り札」「最後の手段」ということになっている。

母親は「原疾患に発達障害があるのに、そんな怖い治療はできません」ときっぱり断ったが、現在の病院でも、どうやら祐介さんをもてあましている様子。医師の言葉の端々にも、前の大学病院に戻って電気をかけてみてはどうかというようなことがほのめかされ、暗に転院を勧められているという。再び母親からのメールを紹介する。

昨日、主治医から話があり、「手を尽くしたが、これ以上の回復は見込めないので、また前の大学病院へ戻って、クロザリルにしてはどうか」と言われました。それがいやなら、退院。家から遠いので、ともかく、転院するように言われました。[*8] 初診時に、医師から一方的に試したいからと、エビリファイ（非定型抗精神病薬）を30㎎に増やされ、その結果が悪いから別なところへ行け！とは。本当に勝手な言い分で腹立たしいです。

それに息子の病状も最悪な状態です。大声を出したり、一日中徘徊、まともな話もできず、泣くに泣けません。医師の血も涙もない冷酷な態度に憤りを覚えます。悪化させたのですから、責任をとってほしい。外科の手術ミスと同じ。訴えたいです。クロザリルは絶対に飲ませません。

今精神科通院患者が年間三〇〇万人以上とか。精神疾患を故意につくり、儲けている人たちが大勢いる。日本はもう病んでおり、希望はありません。長文ですみません。

息子の認知機能が日増しに衰えていくのを、見ているのがつらいです。時計がゴキブリになったからと時計を捨てたり、箸の使い方がわからなくなったと言ってきたり……。どうして、治療をすればするほど悪化するんですか。

先日の医師との話し合いで「治療をどうすればよいのか僕が聞きたい」と医師から言われ、私が言いたいセリフなのに……非常に腹立たしかった。

家族間もお互いにののしりあい、離散状態です。私の母親はいまだに「あんたの育て方が悪い、あんたが子どもをだめにした」と言い喧嘩が絶えません。私の弟や前夫は、関わりたくないと私や子どもを無視します。この病を抱えると、家族間が険悪になり経済的にも困窮します。

息子にも昔、夢がありました。小学生の頃、作文に「医者になりたい」と……。小学校、中学校とクラスでトップで、しかし、その間いじめを経験し、高校は近くの私立進学校に辛うじて通いました。そして、大学も地元の国立大学に進学。しかし、入学直後に電車内や大学にストーカーがいる、皆が俺の悪口を言っていると言い出し、休学、そして退学。

大学に合格したとき、かかっていた医師は、「自分が薬を処方したから大学に受かったんだ」と言いました。しかし、薬が増えだしてから、だんだん被害妄想的になり、ストーカーされているとか言い出したのです。高校時代は、家で横になって寝ている姿しか見ていません。勉強をしている姿はほとんど見なかった。本人に自信をつけさせようと、高校三年のとき、家庭教師を頼み受験させました。集中力があり、本を見ただけで頭に入るようでした。しかし、大学に入ってからは、転がるように病状は悪化し、薬剤も変わりつづけ、多剤大量になり、現在四病院目で、また転院するようにと……。

誤診だと思いたいけど、今の症状は一〇〇%統合失調症です。ですから県内では間違っても誤診なんて言ってくれる医師はいないし、治療もさじを投げられています。「難治性」という言葉で片づけられ、なおも電気けいれん療法などの実験台にしようとしたり、医師たちは息子をモルモットとしか考えていない。何かあったら医師に責任をとってもらえるかと言いたいです。

本当に私も息子も、終わりのない闘病生活に疲れ果てています。次の行動に行く気力が萎えて、どうしてよいのかわかりません。

追伸ですが、息子は小さい頃、少し言葉が遅く、要観察状態でした。ずっと運動音痴。他人の気持ちを察することが苦手で、喧嘩になりました。チックあり。熱性けいれんがあり、小学校入学までよく熱を出しました。多分アスペルガーだと思います。

長文ですみません。本当に話を聞いていただきありがとうございます。

じつは、祐介さんはセカンドオピニオンを受け、心ある医師から、治療を引き受けるので、近くに越してくるように言われている。しかし、あまりに遠い場所、身寄りも何もない土地で、祐介さんと二人、暮らしていけるのか自信がもてない。さらに、経済的な問題もあり、母親はいまだ決断できずにいる。

発達障害の二次障害を統合失調症と誤診される例が非常に多い

母親も書いているように、祐介さんにはベースに発達障害の要素があるようだ。小学校中学校時代、とても優秀だったという祐介さん。見ただけで本の内容が頭に入るというのは、広汎性発達障害の人にときたま見られるカメラアイ（一種のサヴァン症候群）かもしれない。

人間関係が不器用で、そのことからいじめの対象となり、ひきこもり。統合失調症の症状など何もないのに、抗精神病薬の治療を受け、被害妄想など統合失調症のような症状が出てしまった。そして、そこからはまさに統合失調症としての治療が続けられ、病状はどんどん悪化し、挙句の果てが「難治性」とは……。

発達障害の特性からいろいろ生きづらさを抱えて、その結果さまざまな症状を発するようになるが（発達障害の二次障害という）、それを統合失調症と誤診され、治療を続ければ続けるほど悪化する。そうなると、「難治性の統合失調症」とされてしまい、祐介さんもそうだったように、医師から二つの治療法が提示される。ＥＣＴかクロザリルの使用である。

ケース8　早苗さんの場合――父親からのメール

私の娘（二八歳）も難治性統合失調症と診断されました。

娘の場合も、小さい頃から他の子どもに比べて発達が遅い面があり、その代わり、音楽は一度聞くと覚えてしまったり、漫画を描くのもとても得意でした。

娘が高校二年生のとき、担任の先生からこっぴどく怒られたあとに、精神が不安定になり、自殺を試みる行動を繰り返し行うようになってしまいました。

それから一一年間というもの、精神科での治療は、クロザリルを除くありとあらゆる向精神薬を投与されましたが、いずれも精神症状を悪化させるだけでなく副作用が大きく、最後にはとうとう難治性の統合失調症と診断されました。

高校二年生の最初は、大学病院に避難入院し、二ヶ月ぐらいでよくなりかけたのですが、薬が抗うつ薬（パキシル、ＳＳＲＩ）から抗精神病薬（メレリル）に変更になったあたりからどんどん悪化し、その後、次々と薬を変更するも、四ヶ月ぐらいで病院でも手がつけられない状態になり、ベッドに拘束されたまま点滴[*9]の生活になってしまいました。

このままでは廃人にされてしまうと感じたため、猛抗議をして退院させてもらいました。病院とは半分喧嘩別れのようになったため、薬はまったくなしの退院[*10]でしたが、看護婦さんが気を利かせてこっそりとベンゾ系の飲み残した薬を渡してくれました。

突然の断薬

そこから地獄の生活の始まりでした。

家に連れて帰るも妄想がひどく、暴れまわったり、周囲の物を手当たり次第投げて壊したり、まったく手がつけられませんでした。これまで有給もとらなかった生活から、会社を休んで山奥のログハウスを一軒借りて二週間、昼夜、家内と交代で介護を続けました。

突然、強制断薬状態にされてしまったので、その反動はひどいものでした。泣き叫び、異常行動を繰り返し、糞尿はところかまわず、サイレースという睡眠薬（ベンゾ系）が残っていましたが、飲ませるとさらに眠らなくなり凶暴になっていました。

残っていた薬のなかで唯一、レキソタン（ベンゾ系抗不安薬）だけが、二時間ほどですが、安静にする効果がありました。しかし、そのレキソタンも三日ほどで底をつき、あとはじっとひたすら耐えるしかありませんでした。今考えると、抗精神病薬の突然の断薬は非常に危険なのに、医師はまったくそのことに触れず、かえってそうするように仕向けたのは、医師が悪意をもっていたとしか思えません。

それでも、二週間ぐらいすると少し症状が緩和してきたので、その大学病院の外来で他の先生に診てもらい、薬（セロクエル、非定型抗精神病薬）を処方してもらって、一ヶ月ほど様子を見ていました。

しかし、今度は副作用で便秘になり、再び徐々に落ち着きがなくなり、とうとう診察時に先生に殴りかかったので、抗精神病薬の注射（たぶんセレネース〈一般名ハロペリドール、定型抗精神病薬〉）をしたところ、初めておとなしくなりました。

同じ効用の薬を出してくださいと言うと、ニューレプチル（定型抗精神病薬）50mgとセロクエル800mgが処方され、そこから睡眠がとれるようになって、四週間で正常な精神状態に戻りました。大学病院もここで通院を終わり、別の近くの病院に引き継いでもらいました。

そこから四年間は、大学検定の資格取得と専門学校二年卒業、就職と順調に生活していました。ニューレプチル25mgとピレチア（抗パーキンソン病薬）25mgは一生飲みつづけなければならない[*11]との精神科医の指導に基づいて真面目に服薬していました。

しかしながら、職場で毎日、上司からのいじめにあったようで、それをきっかけにうつへ、再び精神変調を来してしまいました。

ニューレプチルを150mgにしてもびくとも効かず（注・ニューレプチルの最大処方は60mg）、逆に薬を飲んだあとさらに攪乱するなどしたため、次々に薬を変えていくも、さらにひどくなり、服のまま風呂に飛び込んだり、雑誌をバラバラにするなど、家中が無茶苦茶になりました。先生もお手上げ状態で、入院できる病院を紹介してもらい、入院することになりました。

新しい病院でもじっくりと合う薬を探してもらいましたが、まったくどれもこれもダメで、六ヶ月間閉鎖病棟から出ることができないまま、退院させてもらうことになりました。

自宅で面倒を見ながら合う薬が見つかるまで頑張ろうと、家内とともに歯を食いしばりながら新たに何種類かの薬を処方していただきましたが、とうとうこれ以上試す薬がなくなり、精神科医からはクロザリルかＥＣＴしか残っていませんと言われるところまできてしまいました。クロザリルも、治療成績を見ると治るかもしれないといった程度のもので、逆に副作用が怖いためにもう試す気力もなくなってしまいました。ＥＣＴも、インターネットでの副作用の報告を見ると、直接脳に電流を流すのは脳細胞破壊の弊害が大きそうで、これも気力が出ません。

自宅で断薬、そして介護の日々

もう薬が効かないなら、自然治癒力に委ねたほうがましですとの私たちの申し出に、ようやく主治医も納得し、少しずつ減薬しました。最高ＣＰ換算で２８５６㎎／日まで達していましたが、減薬していくうちに、娘が薬を拒否するようになり、薬を二日飲み忘れると一日だけ正常な精神状態に戻るということに気がつきました。

そして、どんどん減量し薬がない状態になって三ヶ月間、その反動かうつ状態になり、一日のほとんどを寝て暮らし、さらに飲まず食わずの拒食状態や無動の状態になってしまいました。仕方なく、今度はＳＮＲＩ（抗うつ薬）を一週間ほど処方してもらうと、次第に食欲も湧き、綺麗な漫画や漢字まじりの文章や英語まですらすらと出てくると思いきや、一週間で妄想状態になったので、この薬もやめました。

以来、今日まで六ヶ月ほどになりますが、人格分裂、妄想、多動、暴力、不眠の陽性状態が続いています。睡眠がよく取れた朝一番に正常な精神に戻るようになりましたが、それも一五分程度しかもたず、再び人格分裂、妄想、多動、暴力、不眠に戻ってしまいます。ただ、正常な精神に戻ることがあるので、脳細胞は破壊されておらず、状態が異常なだけと信じています。おそらく起きたまま夢を見ていると言ったほうが、今の娘の状態をよく説明していると思います。

分裂する人格のなかに、何にでも反対するという人格があるのですが、これも思春期の反抗期のように、人格形成上に必要な過程のようにも思われ、親として温かく見守っていくという姿勢を取っていけば、いつかは乗り越えるのではと期待しながら毎日を送っているこの頃です。今後精神状態が悪化していくのか改善していくのかわかりませんが、粘り強く本人の治癒力を信じて介護をしていくつもりです。

この一一年間、最初は精神科医の指導をひたすら信じて対応してきましたが、途中から疑問を感じるようになり、いろいろな文献を読んでみました。

統合失調症の治療の専門書や精神薬理学会の文献、『月刊臨床精神薬理』やインターネットを通しての英語の文献など読んでいくうちに、結局脳の仕組みについては何もわかっていないし、薬の効果についてもまともなものはなく、ＭＲＩなどによるマーカー追跡についても、精神状態と因果関係を示すものは何もなく、電気や機械、物理の世界のような、理路整然と証明されたものは何もないということがようやく理解できました。

現在の精神医学は、呪術や占いと同じ幼稚な学問の段階[*12]だとひしひしと感じた次第です。「薬は死ぬまで飲みつづける必要がある」。これは原発の安全神話と同じく、製薬会社と精神科医や役人がともにつくり出した合法的な麻薬販売システムと穿った解釈もできるでしょう。医薬品のなかでも精神薬の売り上げがもっとも高く大きな利益を生んでいますが、精神薬を用いることで日本の医療費や介護費がどんどん高騰して、結果的に国民に大きな税負担を求めているのは馬鹿げたことです。もっと日本に合った賢いやり方があるのではと思うこの頃です。

日本全国、同じパターン

父親が伝えてくれたこの早苗さんのケースも、祐介さんのケースとほとんど同じである。発達障害（特有のサヴァン症候群——音楽や絵に対する才能）があり、人間関係がつくりにくいなど生きづらさを抱えたなかで、教師からこっぴどく叱られて、プツリと折れてしまったのだろう。しかし、医師はそうした視点で精神症状をとらえることは（ほとんど）ない。最初パキシルが処方されているので、自殺念慮ということもあり、うつ病と診断したのだろう。

しかし、発達障害の人には薬剤過敏をもっている人が非常に多いといわれている。なぜなのかはいまだ解明されていないし、祐介さんや早苗さんを治療した医師たちにこの認識は皆無だっただろうが、臨床上の経験から、そういわざるをえないと感じている医師（笠医師をはじめとして）は確かにいる。笠医師によると、通常使われる薬の五分の一、一〇分の一の量でも「効きすぎる」場合があるのだ。したがって副作用が出やすい。

おそらく早苗さんの場合も、パキシルの副作用を病気の悪化ととらえられ、うつ病から統合失調症へと診断が変わって抗精神病薬（メレリル――メレリルは二〇〇五年末に販売中止となった薬である。副作用の多さや、飲み合わせの悪い薬が多数存在することが原因のようだが、この時点ではまだ処方可能だった）を処方された。そして、当然のことながら、副作用でさらなる悪化……（これを多くの医師は病気の悪化ととらえる）。最終的に、どうにも手に負えなくなると（つまり、薬で手に負えない状態を医療がつくり出しているわけだが）、「難治性統合失調症」などという診断名を押しつけてくる。

この難治性（治療抵抗性）統合失調症は、これまでの例でも見てきたように、その多くが医原病であると考える。

過感受性精神病という医原病

そもそも「統合失調症」とはどのような病気なのだろう。原因は諸説あるが、現在のところ科学的に証明された説は一つもないのである。しかし、統合失調症に関する本などを読むと「仮説」としながらも、多くが「ドパミンの過剰」を原因（とくに幻覚、妄想などの陽性症状の原因。統合失調症にはこうした陽性症状と、ひきこもりのような状態に陥る「陰性症状」があるとされている）としてあげている。

ドパミンは情動や認知機能に深いかかわりをもつ神経伝達物質で、この仮説によると、脳内でドパミンを放出する神経細胞の興奮が、幻覚、妄想を誘発するという。そして、統合失調症の薬である抗精神病薬はこのドパミン仮説に沿って作られたものである。つまり、出すぎるドパミンを遮断する（ドパミンを受け取るD_2受容体〈以下、受容体〉に蓋をする）作用があり、それによって幻覚、妄想を抑え込もうというわけだ（『予測して防ぐ　抗精神病薬の「身体副作用」』長嶺敬彦著、医学書院、七頁）。

したがって、この仮説に従えば、早苗さんの家族が医師から告げられたように「薬は一生飲まなければならない」ことになる。抗精神病薬は治療薬ではなく、症状を抑えるだけの役目しか果たさないからだ。

それでも、薬を飲めば陽性症状は多少抑えられ（完全にではない）、薬をやめると再発するので、医師も薬を処方しつづけ、患者もそれをまじめに飲みつづけるということになる。そして、症状が新たに現れたり強まったりすれば、それを抑え込むため、さらに薬が増やされる。ドパミン遮断率六〇～八〇％（ＣＰ換算値で３００～６００㎎）で十分のはずなのだが（注４〈一八六頁〉参照）、症状のみに意識を奪われている医師の場合、あっという間に大量処方（ＣＰ換算値１０００㎎以上）となってしまう。ドパミンは情動や認知機能に深いかかわりがあると書いた。それが高率に遮断されてしまえばどういうことになるか。限りなく「廃人」に近づくということである。

しかし、人間の体には「ホメオスタシス」（変化に対応して内部状態を一定に保つことで生存を維持しようとすること）という働きがある。遮断されて受け取ることができなくなってしまったドパミンでも何とか恒常性を維持するため、受け取る受容体の感受性を高めたり（過感受性）、受容体の数を増やしたり（アップレギュレーション）という現象を起こして対抗する。アップレギュレーションについては『精神科セカンドオピニオン2』（シーニュ）に詳しいが（六六頁、二六一頁）、こうした元々人間に備わっている補償作用が結果的に「過感受性精神病」といわれる薬剤性の精神病へと移行させてしまうのである。

過感受性精神病の研究を進める千葉大学の二人の精神科医（伊豫雅臣氏、中込和幸氏）は、その著書『過感受性精神病――治療抵抗性統合失調症の治療・予防の追求』（星和書店）のなかで、過感受性精神病について、「一九七〇年代には既に認識されており、再発のたびに精神病症状が重篤化し改善にも時間を要するようになり、さらには再発しやすく、治療抵抗性（注・難治性）にも発展するというものです」と説明し（Ⅳ頁）、統合失調症患者の二二～四三％がこの過感受性精神病であると指摘している（同二三頁）。

「わが国では大量の抗精神病薬で治療されている患者さんが多いので、D_2受容体密度が増加して過感受性精神病の状態となっている患者さんが数多くいらっしゃると考えられます。残念ながら、我が国では患者さんを一生懸命治療した結果、高用量になってしまい、過感受性精神病になってしまったという可能性は否めないということです」（同二四頁）

「患者さんを一生懸命治療した結果」とはよくぞ言ったものである。「一生懸命治療する」ことと「闇雲に薬を投与する」ことは決して同義ではないはずだ。

しかも、過感受性精神病の状態になると、減薬は至難の業となるのである。脳にいったんこのような変化が起こってしまうと、少量の減薬にも過敏な反応が生じるようになり、離脱症状を誘発する。この離脱症状として、幻覚、妄想、不眠、不安、不穏、倦怠感、アカシジアを含む錐体外路症状などがあるが（『精神科セカンドオピニオン2』六六頁、一七五頁）、この状態を多くの医師は、離脱症状ではなく、薬を減らしたことによる「病気の再発」ととらえてしまうのだ。

「いったん増えた神経受容体をどうしたら以前のレベルにまで減らせる（ダウンレギュレーション）か、完全には解明されていない。ただ、多剤大量処方の悪循環から抜け出すためには、非常にゆっくりと、慎重かつ丁寧に、少量ずつ減薬していくしかない」と『精神科セカンドオピニオン2』のなかで、精神科医の三吉譲氏は書いている（同一七五頁）。

多剤大量処方の結果、薬をやめることが難しい状態（したがって副作用を経験しながらも薬を飲みつづけるしかないような状態）になっている人が、統合失調症と診断されている人のうち最大で四割もいるという事実。ケースで取り上げた由美子さんや祐介さん、早苗さんがそうであるように、減薬の苦労は家族をまき込み、何年もの歳月を費やさなければならなくなるのだ。安易な増薬がどれほどのダメージを患者やその家族に与えることになるのか、医師は今一度そのことを自身の胸に問うべきである。

しかも、この三つのケースはどれも「統合失調症」の診断そのものに疑いを抱かざるをえないものであり、薬物治療を続けるにつれて本物の統合失調症のような症状を呈するようになっていった例なのだ。

統合失調症の薬物療法に対する否定的見解を示す研究の数々

『心の病の「流行」と精神科治療薬の真実』のなかで著者のウィタカーもこの「過感受性精神病（同書では「過敏性精神病」と訳されている）について触れている。千葉大学の伊豫氏らが「一九七〇年代には既に認識されていた」というのは、同書で紹介されているマギル大学の医師ガイ・シュイナードとバリー・ジョーンズの研究のことで、まさに「アップレギュレーション」仮説の基になった研究である。ウィタカーは次のように書いている。

「……シュイナードとジョーンズが説明するように、『継続的な神経遮断薬（注・抗精神病薬）投与の必要性は、それ自体が薬に誘発されたものかもしれない』。つまり、神経遮断薬への初回曝露によって患者は、生涯薬が必要な方向へと踏み出す。だが薬を続けると、基本的には悲惨な結末に至る――」（一五五頁）

シュイナードとジョーンズの研究は、その後他の研究者にも引き継がれた。

「……フィリップ・シーマンの（注・動物実験の）報告によると、抗精神病薬はラットにD_2受容体増加を引き起こし、薬を中止すれば受容体の濃度は正常に戻るものの（シーマンによると、一カ月間の暴露に対し再び正常化するのに二カ月を要した）、ある時点を過ぎると増加が不可逆的になったという。

スウェーデンの医師ラース・マーテンソンは、一九八四年にコペンハーゲンで開かれた世界精神衛生連盟の会議で発表を行い、この衝撃的な結論をこうまとめてみせた。『神経遮断薬の使用は罠

であり、精神病を誘発する物質を脳内に埋め込むようなものだ』」(同一五六～一五七頁)

もちろん、こうした流れはアメリカの精神医学界にとって激震に違いなかった。統合失調症の治療薬として革命を起こしたはずの抗精神病薬が、じつは患者の症状を慢性化させていたと認めることはできない相談である。第一、これでは製薬会社がまったく儲からないことになる。結局、アメリカにおいて、シュイナードとジョーンズの唱えた「仮説」は「人騒がせな誤報」として、一九八六年ソロモン・シュナイダーによって否定されることになったのだ。

しかし、同書のなかでウィタカーは、統合失調症の薬物療法に対する否定的な見解を示す研究を挙げつづける。そのいくつかを要約して書き出してみよう。

●一九五〇年代後半から六〇年代初期にかけて。バーモント州立病院から二六九人の慢性統合失調症患者が退院、地域社会に戻った。二〇年後、コートニー・ハーディングは、このうちの一六八人と面談を行い、三四%が回復していることを確認した。回復した患者は全員、薬の服用をかなり以前に中止していた。ハーディングは、統合失調症患者は、生涯薬物治療を続けねばならないというのは「神話」であり、実際には「永久に薬が必要な患者はごく一部かもしれない」と結論づけた(同一五九頁)。

●一九六九年、WHOは、九ヶ国で統合失調症患者の転帰を追跡調査した。五年目の終わり、「途上国」三ヶ国(インド、ナイジェリア、コロンビア)の患者は、アメリカやその他五つの「先進国」と比べ「著しく良好な経過と転帰」を示した。この知見に対して薬の使用状況を調べたところ、貧困国で規則的に抗精神病薬の服用を続けたのは一六％にすぎず、富裕国では六一％だった。結論は、こうである。発症初期に患者が抗精神病薬を規則的に服用していなかった国では、大多数が回復し一五年後も順調な経過をたどっている（同一六〇〜一六一頁）。

●一九九八年、抗精神病薬は、統合失調症の症状の悪化に関係するような脳の形態的変化を引き起こす（ペンシルベニア大学）（同四五七頁）。

●二〇〇五年、エンジェルダスト（ヘロイン）、アンフェタミン、その他の精神病を誘発する薬は、どれも脳内のD_2受容体を増やす。抗精神病薬は脳内にこれと同じ変化を引き起こす（トロント大学）（同四五八頁）。

●二〇〇七年、一五年間にわたる研究で、抗精神病薬を服用しなかった統合失調症の患者の四〇％が回復したのに対し、服用した患者の場合は五％だった（イリノイ大学）（同四五八頁）。

●このイリノイ大学の研究（マーティン・ハロウの研究）についてはコラム6（一八八頁参照）で詳述するが、同様の研究はさらにこれ以降、二〇一三年七月、オランダ人研究者、レックス・ウンダーリンクによっても確認されている。それによると、抗精神病薬を減量・中止した群と継続した群とでは、七年後の回復率に倍以上（四〇・七％対一七・六％）の開きがあったという（ウィタカーが寄稿するサイト「Mad in America」より）。

これほど多くの研究が統合失調症の薬物療法に対して疑問を投げかけているのである。一方、日本では現在もなお統合失調症において薬物療法が治療の第一選択であり、単剤治療（一種類の抗精神病薬で治療をすること）が世界基準といわれて久しいにもかかわらず（二〇〇九年一〇月七日付読売新聞）、多剤大量処方がいまだ続いているという現実がある。その結果、過感受性精神病へと移行し、やめるにやめられず大量の薬を今も飲みつづけている患者が、統合失調症患者のうち最大で四割もいるのである。

平成二三年の『患者調査』によると、統合失調症の患者数はおよそ七一万三〇〇〇人であるから、ざっと計算しても約三〇万人の患者が、抗精神病薬の大量投与によって過感受性精神病にされてしまったということだ。

厚生労働省研究班による減薬指針

日本における統合失調症治療における多剤大量処方の弊害は、すでに一〇年ほど前から指摘されてきたことだが、ここにきてようやく厚生労働省もこの事実を認め（図2参照）、重い腰を上げたように見える。

二〇一三年一〇月、厚生労働省の研究班が抗精神病薬の減薬指針を発表したのだ。現在、国立精神・神経医療研究センターのホームページ上に「減量支援シート」として公開されている。これは、日本で販売される四一種類の抗精神病薬を一覧表にし、病状の悪化を避けながら週（あるいは二週）当たりどの量まで減らすことができるかを示したものだ。たとえば「リスパダール」なら一日最大0・5㎎、「ジプレキサ」は1・25㎎の減薬を一週間ごと、一種類ずつを段階的に続けていき、

図２　抗精神病薬３剤以上処方の割合（中央値）【入院患者】

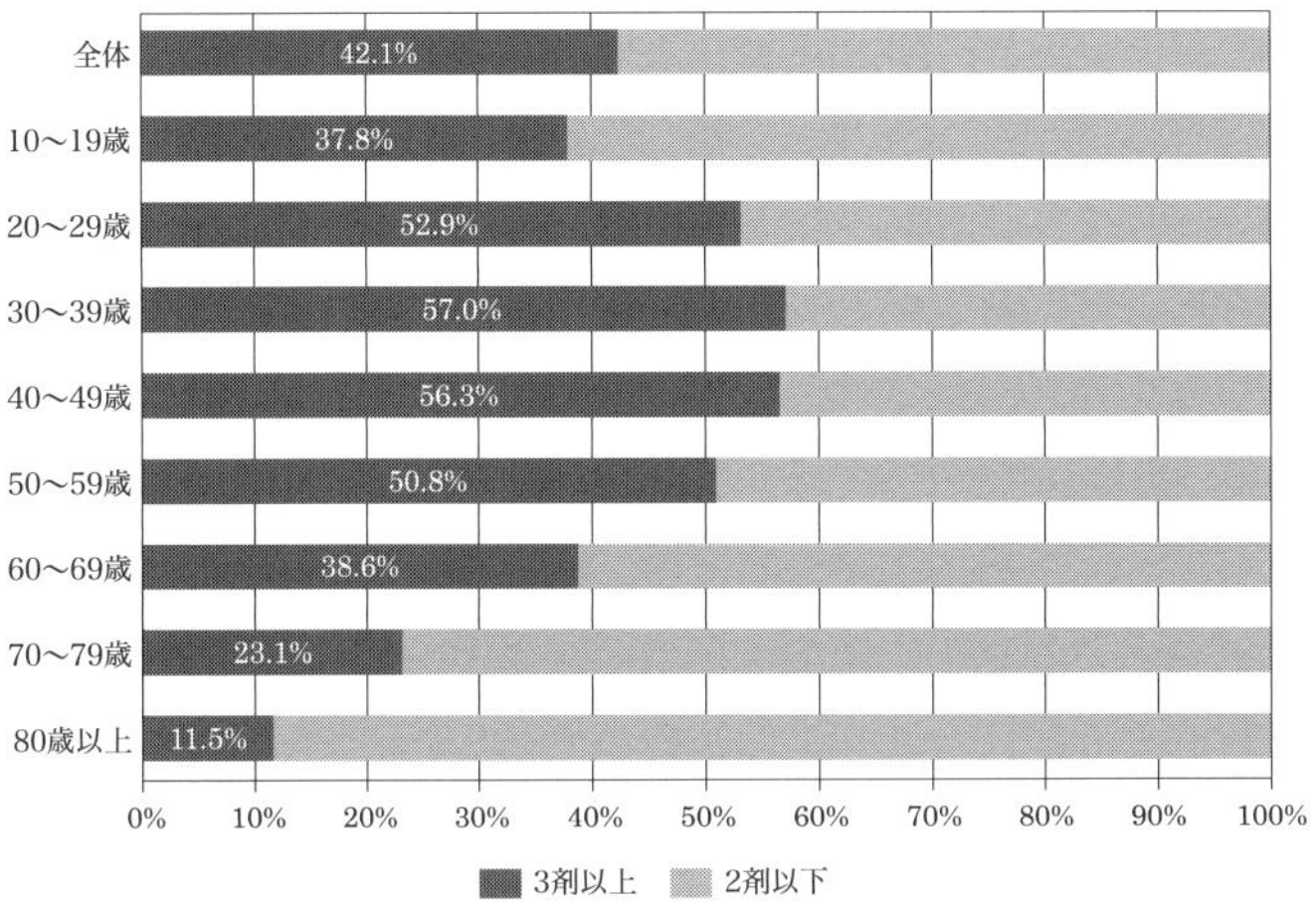

出典：国立精神・神経医療研究センターのホームページより

最終的には単剤の使用を目指すというものだ。

　このシートは医師が使うものだが、当事者（家族など）がエクセルの表に処方用量を記入しても、すぐに計算をして、一日のＣＰ換算量と、減量限界量が出てくるようになっている。つくりとしては非常に単純なものである。しかも、この指針作成のために行われた研究は、「大量処方」と定義されるＣＰ換算１０００mgを少し上回る患者が主な対象であり、早急にも減薬が必要な２０００mgを超える「超大量処方」の患者にこの指針をあてはめて減薬を行っていいのかどうかはっきりしていないという、なんとも中途半端なものなのだ。

　それでも、一応こうした指針が出たこ

とは、喜ばしいことかもしれない。これまで多剤大量処方による副作用のひどさから、患者家族が減薬を医師に申し出たりすると、信じ難い対応をとられることが多々あったが（たとえば、突然怒り出したり、一気に断薬したり、あるいは「勝手にどうぞ」とばかり、文句も言わないかわりに「減薬指導」も一切しない〈できない？〉まま放置したり）、この指針の存在は減薬希望を医師に伝える際の、一つの「証左」にはなるだろう。

しかし、やはり問題は山積だ。抗精神病薬は効き方に個人差がたいへん大きい。したがって、個々の適量にもかなりの差があり、そうした個人差は減薬時にもいえることだ。統合失調症に誤診されやすい発達障害の子どものなかには薬剤過敏性をもつ子が多く、減薬時には微妙な調整が必要となるが、この減薬指針では減薬量は薬剤ごとにエクセル計算によって常に一定。個人差など一切考慮していないのだ。

そして、これまで何度も指摘してきたことだが、減薬によって離脱症状が現れたとき、多くの精神科医はそれを「病気の再発」ととらえて、「だから、薬は飲みつづけなければいけない」と考え、結果的に多剤大量処方になってきたという経緯がある。こうしたことがこの減薬においても繰り返されないとも限らないのだ。減薬によってそうした症状が現れたとき、それを病気の再発ととらえられてしまえば、おそらくそこで減薬はストップする。いやそれどころか、医師によっては、出てきた症状を抑えるために逆に薬が増えることさえあるだろう。「減薬指針」が出たことは歓迎すべきことではあるが、その方法はあまりにおざなりというしかない。

もう一方からの圧力

こうした「減薬指針」が出た一方で、次のような動きもある。

二〇一四年度の診療報酬改定に向け、中央社会保険医療協議会（中医協）が、抗精神病薬の他、抗うつ薬や抗不安薬などを含む向精神薬の使用を適正化しようと、「通院・在宅精神療法」の診療報酬を、多剤処方の場合に減算する方向を打ち出したのだ。

これに対して、二〇一四年一月、日本精神神経学会が早々に待ったをかけた。日本精神神経学会は相当の危機意識があったのだろう。その後、精神科医の多くが（日本精神神経学会に所属する医師たち）、厚生労働省に対し組織的に、向精神薬の多剤投与の適正化に関する「パブリックコメント」を送っているのだ。その数、なんと三五六件（二〇一四年二月六日付「日刊薬業」）。どうしても「多剤大量処方」を手放したくない、そのあがきのようにも感じられる。そして結局、この減算措置は骨抜きにされ、結果は、抗不安薬と睡眠薬はそれぞれ三剤以上、抗うつ薬と抗精神病薬は四剤以上をもって減算ということで落ち着いたのだ。[*13]

既述の「減薬指針」を作成した国立精神・神経医療研究センターが発表した、抗精神病薬の多剤実態（図2参照）は、三剤以上処方されている入院患者が三〇〜三九歳という年齢で五七％いるといっている。なんと半分以上の患者が三剤以上（ということは、四剤五剤六剤も含まれているということ）という多剤であるから、減薬をしていこうということだったはずである。それが、減算措置においては、結局三剤までは「多剤」にはならないわけだ。これでは多剤大量処方をどうにかしようというのは掛け声だけだったということになる。

そして、こうした動きの負の遺産として、今度は「減らせばいい」と考える医師も出てくる。日本精神神経学会が反対をしたその理由の一つに、「通院患者を受け入れる多くの医療機関は、薬をゆっくり減らさなければならないという認識が十分でなく、診療報酬改定に応じて安易に薬を減らす恐れがある」（二〇一四年二月四日付中日新聞）としているが（ということは、学会自体が、その程度の医者たちが薬を処方しているということを認めているわけだ）、まさにその通りのことが今起こっている。

むやみに薬を処方し、そして今度はむやみに薬を減らす。風向きを見ながら、単にそれに合わせて「治療」を行っているだけのことだ。どこまで行ってもいい加減で、都合によって主張が変わる。

残念だが、それが日本の精神医療の実態である。

＊1――これも被害を大きくする要因の一つである。何気なく口にした言葉（寝つきが悪い、不安になる、いやな気持ちになる、気が沈む、気分に波がある）によって、すぐに抗不安薬、睡眠薬、抗うつ薬、気分安定薬などが処方される。なかには咳を一つしただけで「風邪の薬を出します」と言われた人もいるくらいで、こういう医師にかかるとあっという間に薬がビニール袋一つでは収まらないくらいの量になってしまう。

＊2――医薬分業が実施されて久しいが、薬剤師が薬剤師としての専門性を発揮して仕事をしてい

るとはとてもいえない状況である。本来なら、薬剤師が薬のチェックを行い、最終的な責任者として患者に薬を出すわけだが、現行日本の医療ヒエラルキーのなかで、薬剤師が医師に薬についてとやかく口出しすることはほぼ不可能だ。医療機関のすぐ近くにある薬局＝門前薬局はその病院と提携している場合もあり、万が一、医師の処方に口出ししたりすると、提携を解かれる可能性もあるので、門前薬局としての役割は医師の処方どおりにひたすら薬を出すこととなる。

ちなみに、二〇一四年七月一七日付の日本経済新聞によると、薬剤師が医師の処方に疑問を感じて問い合わせる「疑義照会」は、日本薬剤師会の調査で、全体のなんと三％弱にすぎなかったという。しかし、その三％の疑義照会によって約八二億円の薬剤費が削減されたというのだから、いかに医師が薬を出しすぎているかということだろう。

＊3——医師への信頼感はもちろんほとんどの患者がもっている。これがなければ医療は成立しない。したがって、医師の所見、診断、処方に対して、疑問を抱くことはかなり難しい。医者がそうだと言うのだから、そうなのだろう、これが多くの人の受け止め方である。まさか精神医療がここまで荒廃しているとは、こんなレベルとは、誰も思っていないのだ。

＊4——CP換算というのは、抗精神病薬は種類によってさまざまな力価があるが、それをクロルプロマジンという抗精神病薬に置き換えるとどれくらいの力価になるか（等価換算）を示したものである。クロルプロマジン100㎎に対しての力価を割りだし、それに飲んでいる量をかければ、CP換算値が出せる。たとえば、リスパダールはクロルプロマジン100に対して1であるから、リスパダール12㎎を飲んでいるとしたら、CP換算値は1200㎎になる。

一般的に、CP換算値が1000㎎以上は大量投与とされている。最近の脳科学のデータでは、ドパミンを六〇～八〇%遮断する量が抗精神病薬の至適用量（ちょうどよい量）と考えられ、ドパミンを六〇～八〇%遮断するのに必要な抗精神病薬のCP換算値はおよそ300㎎～600㎎と推測されている（それでもまだ多いと考える人もいる）。

＊5——入院の危険性。入院をするとほとんどの場合、薬が増える。しかも、病院によっては、何を飲んでいるか、当事者にも家族にも教えてくれない場合がある。由美子さんのように、減薬中に入院をすると、離脱症状に対して投薬されるだけである。

＊6——統合失調症の症状が一つもないにもかかわらず、不登校、ひきこもりの子どもに対して安易に統合失調症の診断が下るケースは驚くほど多い。統合失調症を予防する……というのは、まさに「予防的早期介入」——統合失調症が発症する前に投薬することで発症を予防できるという考え方だが、この理論は海外の多くの研究によって否定されている。詳しくは拙著『ルポ精神医療につながれる子どもたち』（彩流社）を参照していただければと思うが、一つだけ紹介する。世界各国で行われる研究を精査して総合評価を行っている「コクランライブラリー」が二〇一一年に公表した早期介入に関する結論は、以下のとおりである。「早期介入によって精神病が予防できるとするエビデンス（科学的証拠）は不十分なものであり、それによって得られる何らかのベネフィット（治療効果）も、長期的なものではない」。さらに、発症の予測は不可能。したがって、予防的に抗精神病薬を投与することは、副作用のリスクを考えると、かなりの問題を含んでいると指摘している。

＊7——祐介さんのように、抗精神病薬を服用して、その副作用によって、本当の統合失調症のような症状が出てくるのは、やはり抗精神病薬のドパミン遮断という作用機序によるものである。薬剤性精神病の状態だが、医師はなおもそれを薬剤性とは思わず、その副作用の症状にさらに投薬を続けるのだ。

＊8――医療でさんざんいじくりまわした挙句、症状をこじらせて（難治性統合失調症にさせて）、どうにも手に負えなくなると、病院は退院（転院）をほのめかす。要するに治療の途中で、その治療でここまで悪化させた患者を放りだすということだ。入院三ヶ月の強制退院という手を使う病院もある。三ヶ月を過ぎると、病院の収入は半分になる。それを嫌って、たとえ病状が安定していなくとも、治る見込みのない患者（もちろん、不適切な治療によって悪化させられたのだが）を強制的に退院させるのである。

＊9――点滴によって抗精神病薬を二四時間入れつづけることもある。セレネースの点滴をされつづけた結果、ＣＰ換算値が５０００㎎までいってしまった子どもの例もある。さらに、抗精神病薬で大きな問題となるのは、成分が体内に長く残る持続性注射剤の存在だ。二〇一四年六月にはゼプリオン（ヤンセンファーマ社）という抗精神病薬による死亡例が、発売後わずか半年間で三二名報告されている。死因の多くは心疾患による突然死。内服のうえに併用して注射をしたり、注射中止後すぐに内服に切り替えたり（持続性注射の場合、血中濃度はすぐに下がらない）、そうした医師の処方によってＣＰ換算値が跳ね上がった結果の死亡である。さらに、三二名という数字は「たまたま見つかり」「正直に公表」されたから出てきたもので、実際には、こうした無茶な処方によって精神科病院でひっそり亡くなっていった患者の数は、これをかなり上回ると思われる。

＊10――こういうケースはときどき耳にする。治療に疑問を抱き、医師に抗議をしても薬の投与が続けられたため、自主的に退院した場合、多くの医師は処方箋など書いてくれない。たとえ命の危険にさらされようとも、自分で病院を出ていくのだからと、医師は見て見ぬふりをして、手ぶらで退院させてしまう。一気断薬による離脱症状のすさまじさ、そのことによる患者（のみならず家族も）が受けるダメージは計り知れないにもかかわらずだ。

*11――統合失調症と診断されると、ほぼ間違いなく、このセリフを言われる。「薬は一生飲みつづけなければならない」。しかし、海外の研究にはそれを否定するような結果も出ているのである（コラム6参照）。

*12――精神医学においてはすべてが「仮説」の上に成り立っている。確かなものは何もない。したがって、医師の診断は曖昧であることを免れず、占い師が「それらしいこと」をこじつけて言うのと同様、精神科医の言説は、科学的な証明も、説得力のある数値や画像も患者に提供できない状況で、限りなく占い師のそれに近づかざるをえないことになる。

統合失調症そのものの正確な病態すらはっきり示すことができないのだ。幻聴があれば、それだけでかなりの確率で統合失調症と診断される。こうした単純な図式は誤診という重大事を招き、そのうえでの誤処方は多大な被害を生み出している。現在統合失調症は一〇〇人に一人の発症とされているが（一〇〇人に二人という説もある）、そう診断された人が実際本当に統合失調症なのか疑問であり、この数字は、単に「統合失調症と診断された人が一〇〇人中一人いる」ということを表しているにすぎないのだ。

*13――二〇一八年に、抗不安薬、睡眠薬、抗うつ薬、抗精神病薬それぞれ三種類以上、または抗不安薬と睡眠薬を合わせて四種類以上投与した場合に減算措置がとられることになった。

コラム6　マーティン・ハロウの統合失調症の長期転帰に関する研究

アメリカ・イリノイ大学医学部の精神科医マーティン・ハロウが二〇〇七年に発表した研究で、

NIMH（アメリカ国立精神衛生研究所）の資金助成を受けた統合失調症の一五年後の転帰に関する報告である。研究は、統合失調症と診断された若者を「抗精神病薬あり」と「なし（中断）」の二群に分け、一五年間、その回復率（転帰）を追跡調査したものだ。

普通に考えれば、統合失調症の薬を飲みつづけたほうが回復率はいいと予測するのが当然である。そのための抗精神病薬のはずであるからだ。しかし、結果はまったく逆のものだった。服薬後の超短期の調査はないが、二年目の時点で、すでに抗精神病薬非投与群は、投与群に比べて「全体評価尺度（回復率）」がわずかに高かった。そしてそれ以降、両群の差は広がっていくことになる。非投与群は、四・五年目までに三九％が回復期にあり、六〇％以上が就労していた。対して投与群では、四・五年目で回復期にあったのはわずかに六％。ほとんどの患者が仕事に就いていない。そして、一五年目。非投与群では四〇％が回復期にあり、半数以上が就労していて、精神症状があったのは二八％。一方、投与群で回復期にあったのは五％のみで、六四％に精神症状が見られた。

ウィタカーは『心の病の「流行」と精神科治療薬の真実』のなかでこの結果をさらに次のように記している。「……（非投与の）集団には悲惨な転帰は少なく、転帰のスペクトラム全体に変動が見られた。服用を止めた患者二五人中一〇人が回復し、一一人がまずまずの転帰を示し、『一様に不良な転帰』を示したのは四人（一六パーセント）にとどまった。対照的に、薬を続けた患者三九人のうち回復したのは二人のみで、一八人がまずまずの転帰を示し、一九人（四九パーセント）が『一様に不良』に分類された。投与群の回復率は非投与群の八分の一で、長期的な経過が

図３　統合失調症患者の転帰スペクトラム

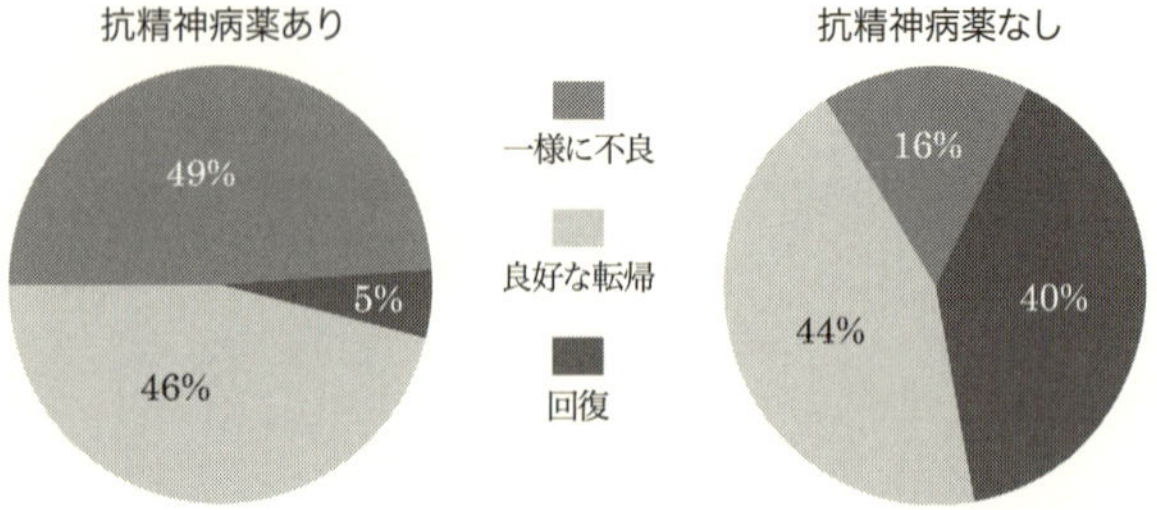

出典：『心の病の「流行」と精神科治療薬の真実』p.168
※投薬患者と非投薬患者の転帰スペクトラム。抗精神病薬ありの患者は回復率が大幅に低く、「一様に不良」な転帰を示す割合がはるかに多かった。
原典：Harrow, M. “Factors involved in outcome and recovery in schizophrenia patients not on anti-psychotic medications.” *The Journal of Nervous and Mental Disease,* 195 (2007): 406-14.

不良となる割合が三倍高かった」（一六八〜一六九頁）（図3参照）。要するに、薬を服用しなくても、統合失調症の四〇％の人は長期的に回復し、それどころか抗精神病薬の長期的投与は意味がない、いやかえって回復を遅らせ、さらには「悲惨な転帰」になりやすいということである。

したがって、この研究結果は「生涯服薬」が原則の統合失調症治療に大きな疑問を投げかけることになった。統合失調症は放置すると廃人化するという科学的根拠のない「恐れ」のために「生涯服薬」をいわれるが、薬を飲みつづけるほうが「悲惨な転帰」になりやすいということの研究結果は、薬物療法によってむしろ病者は廃人へと近づく可能性が高いといっているのである。

第六章　再生の物語

ケース9　山路さんの場合――数々の薬害を乗り越えて

まるで暗闇のなかからそっと独り言のようなメールを送ってくる人がいる。誰かに読まれることなど期待していないかのような文面……。山路美和さん（仮名、四三歳）もそうだった。
最初に連絡をもらったのは、二〇一三年三月五日。

はじめまして。断薬して一年半です。断薬後、ひきこもりになりました。
緊張と不安で人が怖い。

そういう書き出しのメールが来て、その後たて続けに（日に何通も）届くようになった。さまざまな病気の経験とその経過、薬の副作用、断薬のための入院、家のこと、自分の性格のこと……。

山路さんは東北のある地方都市に住んでいる。東日本大震災では被災した。その頃はまだ副作用の真っ只中にいたが、震災をきっかけに薬を飲まなくなった。その後、アルコールや薬物依存専門の病院に入院して完全断薬に至ったものの、家に戻ってひきこもった。まさにそうした最中に連絡をくれたというわけである。

現在はひきこもり。薬は飲んでいない。経済的にも破綻している。
震災でアパートに住めなくなって、実家にいるから食べる苦労はないが、親も七〇歳。
なんとかしなきゃ。市役所の福祉課に相談してもダメだった。
友だちも一人もいなくなった。どこに相談すればいいのかもわからない。
聞いてくれて、ありがとう。

最初の薬害——非加熱製剤によるC型肝炎

山路さんは生まれつき心臓に疾患があり（心室中隔欠損）、生まれてすぐの頃は「三歳まで生きられないだろう」と言われていたという。

そして三歳になった頃、鼻血が止まらなくなったり、すぐにあざができたりという症状が出た。

原因がわからないまま、ともかく入院をして、圧迫止血をしたり、止血剤を点滴したりの治療が始まった。年に何度も、入退院を繰り返し、子どもながらに「恐怖の日々」を過ごした。

小学校三年生になったとき、ようやく出血の原因が判明した。血友病類似疾患のフォン・ウィルブランド病だった。当時、東北では症例がなく、大学病院の医師たちも初めて耳にしたというほど珍しい病気である。当時の医学では、フォン・ウィルブランド病は血友病と同じく男性にしか症状として現れないというのが通説だったのだが――。

山路さんは、出血予防のため定期的に非加熱製剤を投与された。それで学校にもやっとまともに通えるようになった。本人も親も両祖父母も親戚も、この大学病院の医師が神様に見えたという。それはそうだろう。三歳まで生きられないと言われた命、その命をなんとか生きながらえたと思ったら、原因不明の出血が起き、大学病院で病名判明、治療が始まり、ようやく「人並み」の生活が送れるようになったのだから。

しかし、中学一年までの四年間、非加熱製剤を使用し、検査の結果、肝機能に異常が見つかった。山路さんは、今度はその治療のため半年間入院生活を余儀なくされた。退院後は加熱製剤に切り替えられたが、肝臓はのちにC型肝炎とわかった。非加熱製剤による、いわゆる薬害C型肝炎だ。

大学病院の医師は、とにかく静かに運動を控えて、おとなしく生活するようにと言うだけだった。また、妊娠しないようにと、まだ高校生だった山路さんに何度も念押ししたという。なぜいけないのかの説明は一切なかった。

第二の薬害——インターフェロンによるうつ病

そして、二三歳のとき、山路さんはC型肝炎治療のためインターフェロンの治療を受けることになった。これをやらなければいずれ肝硬変、肝臓がんになるかもしれない……。

またしても入院しての治療である。週に三回注射を打ち、入院は一ヶ月だったが、治療には五ヶ月かかった。副作用で四〇度の高熱が出て、髪の毛がごっそり抜けた。「二三歳で、髪の毛がどんどん抜けていく。そのときの気持ちといったら……」。恐怖と女性としての絶望感。さらに、インターフェロンの副作用にうつ病（薬剤惹起性うつ病）があり、山路さんは重い抑うつ気分に悩まされた。泣きながら治療を拒否しても、うつがひどくなったと訴えても、周囲や医者は、頑張りましょうで終わりだった。その頃のことを伝えてくれた山路さんのメールを紹介する。

精神的にまいってしまい自殺しようと思ったが、その前に血友病の患者会に参加した。たまたま薬害エイズボランティアの仲間に出会い、やっと、やっと、生きる希望にたどりついた。ボランティアの仲間から、東北ヘモフィリアの会の故・千田会長を紹介され、カウンセリングを受ける。血友病患者としての、かしこい医者の利用法、血友病の歴史など教えてくれた。恩師だ。私も薬害エイズのボランティアの仲間になり活動した。

うつの症状やパニックの症状が少しずつよくなっていき、活動をしているときは、生まれ変わったように、はつらつとしていました。

それでも、心が完全に晴れたわけではない。生まれたときから医療に関わらざるをえないまま、医者の言う通りの治療を受けてきた。その際、何の説明もなく患者は差し出される治療を受け入れるのみ。当然のことながら患者の考えはまったく顧みられることがなかった。選択権もない。その結果が……。

そんな医療に対する不信感をずっと抱きつづけてきた。その思いのなかには、東北という土地に対する一種の嫌悪感と、両親に対する気分の重さがないまぜになっていた。そして、二七歳のとき、山路さんは突如上京を決意する。「両親との関係もいろいろあって、じつは親から離れたいというのが本音かもしれません。勢いで飛び出してしまいました」。

向精神薬の服用

東京では介護の仕事に就いた。そして介護の仕事を通して、看護への興味がわき、山路さんはそのまま東京の看護学校（三年間）に入学した。幼い頃から体験せざるをえなかった入院生活。そのため、看護師という職業には理想と親しみがあった。

しかし、不眠症に悩まされていた。不眠症は子どもの頃からのことではあった。入院生活、闘病生活を続けたため、昼間寝ている癖がつき、夜眠れない。そういう体質になってしまっていたのだ。

さらに、インターフェロンの副作用によるうつも完全には治っていなかった。学校に通うとなると、やはり夜眠らねば体がもたない。そこで、山路さんは精神科のクリニックを受診して、薬を処方してもらい、セディール（非ベンゾ系抗不安薬）、ソラナックス（ベンゾ系抗不安薬）、ベゲタミン（睡眠・鎮静薬）、マイスリー（非ベンゾ系睡眠薬）が開始となった。

最初からベゲタミンが処方されるとは、何とも無茶な処方である。ベゲタミン（AとBと二種類あり、AのほうがBより含まれる成分の量が多い）は、抗精神病薬の成分クロルプロマジンと、バルビツール酸系の抗てんかん薬フェノバルビタール、抗ヒスタミン作用と抗コリン作用のあるプロメタジンを含む合剤である。したがって、その副作用もかなり強い。依存も強く、致死性もあり、ため込んで服薬自殺の危険性があるため、外来処方すべきでないといわれているが、山路さんの例のようにわりに気軽に処方されているのが現実のようである。[*1] 山路さんも、このベゲタミンを飲むと、一〇時間以上も眠ってしまうので、この薬はあまり飲まなかったという。

また、看護学校では、向精神薬についての授業もあり、ある教師がこんなふうに言ったのを山路さんはよく覚えている。「パキシルやその他もろもろの向精神薬は長く、人によっては何十年も内服していくものなので、ビタミン剤と思えばいい」。のちに山路さんもパキシルを飲むようになるのだが、ビタミン剤のように飲んだらどういうことになるか、身をもって体験することになる。まさに専門ゆえの偏った知識といえる。

したがって、その頃山路さんのなかでは、薬に対する警戒心はほとんどなかったという。薬を飲みながら三年間の課程を終え、山路さんは看護師試験に合格。そのまま東京の病院に働き口を見つけた。ところが、朝から晩まで、かなりの激務である。ブラック企業そのものといってもいいくらいだった。わかってはいたが、やはり看護師の仕事はハードだった。

それでも薬を飲みながら、なんとか働きつづけた。が、一年もすると、通勤の地下鉄でパニックを起こすようになった。電車に乗ると冷や汗が出る、途中下車しなければいられないほどの吐き気に襲われる……。そのときは、胃の具合が悪いのかもしれないと考えて内科を受診した。胃薬を飲んで吐き気は多少よくなったものの、どうしても電車に乗ることができない。それどころか、アパートから出ることさえできなくなっていた。心配した父親が帰ってこいと言ってくれた。上京して七年。山路さんは実家に帰ることにした。三四歳のときだ。

第三の薬害――向精神薬の副作用

田舎に帰ってからも近くのクリニックに通院を続けた。医師に、東京でこういう薬を飲んで、吐き気とパニックが出たと伝えたところ、薬が変更になった。ここでパキシル（ＳＳＲＩ）の服用である。日に10mgを二錠。山路さんが言う。

「パキシルは私には最初はすごくよく効きました。*2 くもりガラスが透明ガラスになったみたいに、すっと目の前のもやが引いていくようで、まさに魔法の薬でした」

パキシルを飲みながら再び田舎で看護師として働きはじめた。パキシルを飲むまでは人が怖くて、家にこもって外に出る気になれなかったが、飲みはじめてからは行動的になった。それどころか、怖いもの知らずになった。

薬の処方については、断薬後、すべて忘れたくて記録を処分してしまったが、この頃飲んでいた「おくすり手帳」が一冊だけ見つかっている。

《二〇〇七年九月五日》

アモキサン（三環系抗うつ薬）カプセル（25）二C

デゾラム（チエノジアゼピン系抗不安薬、デパスのジェネリック）0・5mg 二錠

パキシル（SSRI）10mg 二錠

リスミー（ベンゾ系睡眠薬）二錠

アモバン（非ベンゾ系睡眠薬）10mg 二錠

フルニトラゼパム（ベンゾ系睡眠薬、ロヒプノールのジェネリック）2mg 二錠

ウインタミン（定型抗精神病薬）25mg 二錠

レルパックス（頭痛時）

これらをベースに毎回何らかの薬が出入りする。

ビカモール（抗パーキンソン病薬、副作用止め）2mg 二錠

ベンザリン（ベンゾ系睡眠薬）5mg 三錠

レスリン（抗うつ薬）50mg 一錠

マグラックス（便秘薬）

「もう、この頃は、とにかく攻撃的で、テンションが高かった。人にすぐ文句を言ったり、意見したり、頭の回転が異様に早くなったような感じがしました」

パキシルをはじめ、薬に対してちょっと警戒する気持ちが芽生えたが、それでも本人のなかでは、「薬は使いようで、飲んで眠れて、働けるんだから、それでいい」と、迷いをねじ伏せていたという。そして、こうした薬を飲んで三年ほど経った頃のことだ。

山路さんはずっと看護師として働いてきたが、今いる病院に満足できなくなっている自分に気がついた。自分はもっとできるはず、こんな病院ではなく、もっと上の病院でも勤まるはず。そんな思いから、国立の医療センターの看護師試験を受けたのだ。そして、見事合格。三八歳のときだ。小さい頃から病気がちだったため、両親は「体は弱いけれど、頭はいいんだから」と言って娘を慰めつづけた。実際、期待も大きかった。それに応えなければという思いもあったと山路さんは言う。

「でも、国立の医療センターの現場は甘くなかったです」

受け持ちは白血病棟だった。死と隣り合わせの病棟で、看護師たちは殺気立ち、忙しさのためか余裕のない人が多かった。いじめ、悪口、陰口、あら探し……。日に二〇時間勤務のような状態で、山路さんは多忙のため、クリニックへの通院もままならなくなった。薬は電話をして郵送してもらっていたが、ときには診察を受けなければならない。その時間がつくれないまま、手元の薬が減っていき、ある日、パキシルをはじめ、すべての薬がゼロになってしまったのである。

離脱症状については、看護学校で勉強した覚えはない。もちろん医師からもそういう説明は一切なかった。

パキシルの怖さ、躁転

突然の断薬後、二、三日すると、もう起き上がることすらできなくなっていた。回転性のめまい、吐き気……。その頃はアパートで一人暮らしをしていたため、飲まず食わずの状態で、トイレに行くことさえできずに、垂れ流した。

自分の体に何が起きているのかわからなかったが、この状態は「やばい」と感じた。動けない体をどうにか起こして、山路さんは自ら救急車を呼んだ（しかし、どうやって鍵を開けて救急隊員が部屋に入ってきたのかまったく記憶がない）。そして、救急搬送されたわけだが、着いた先は、なんと山路さんが勤務する医療センターだった。職員が運ばれてきたと、病院中大騒ぎとなった。担当していた白血病棟の医師も駆けつけ、山路さんから事情を聞いて「こんなに薬を飲んで仕事をしていたのか」とあきれられた。

しばらく入院をし、体調が回復した頃、山路さんは病院の会議室に呼び出された。院長はじめお偉いさんたちに囲まれて、解雇か自主退職かを迫られ、山路さんは自主退職を選んだ。

「もう自分はダメな人間なんだと思いました。親が言うように、勉強はできたけれど、人間としてはダメなんだと。そのとき、薬のせいとは微塵も考えなかった」

山路さんは通院していたクリニックに行き、せっかくやめた薬をまた再開することになった。パキシルも再び飲むようになった。そして、そこからがさらなら薬の副作用との闘いである。しかし、本人も家族もそうは考えず、病気の症状ととらえていた。

「仕事も失って、その頃はもう人格崩壊してました。精神的にも崩壊です。何もかもめんどくさい、行動も異常、記憶もとんちんかん」

自宅の屋根にのぼって大騒ぎをしたこともある。誰が通報したのか警察官がやってきた。包丁をもって母親を追いかけたこともある。窓ガラスを割る、家の中のものを壊す。首を吊ろうとする……。友だちにわざわざ電話をして喧嘩を売った。やり場のない怒りを両親にぶつけた……何をやってもうまくいかない。あんたたちのせいだ。

それでも、看護師としての仕事を続けようとした。しかし、就職しても続かずに、すぐに辞めてしまう。薬を飲んでいるので朝起きられないということも大きかった。四、五ヶ所の病院に勤めては辞めてを繰り返して、地元で山路さんのことが噂になった。

入院治療を決意

こうなったら、入院をして徹底的に治療をして、そうして元気になってから働こう。ここにきてもなお、山路さんも両親もそう考えた。入院すればきっとよくなると。

それで、近くの精神科病院に行き、入院をお願いした。受け入れてもらったが、治療はひどいものだった。パキシルは中止になったものの、他の抗うつ薬に変えられただけで、結局薬が増えていった。主治医はやさしい感じの人だったが、薬を出すしか能がなかった。薬は毎食後一列に並ばされて、看護師監視のもと口の中に入れられた。眠れないとちょっとでも言うと、すぐに追加の眠剤が出た。この頃山路さんは二〇錠もの薬を毎日飲むようになっていた。山路さんが言う。

「自分は薬物依存だという自覚はありました。それでもなぜか、まじめに薬は飲んでいたんです。変ですよね」

このままではまずいことになると思っても、どうしようもない。もう後戻りできない。医師に相談をしても、「病気がよくなったら減らしましょう」と言うだけである。

山路さんはこの病院には二回入院をしているが、ある入院時のことをこんなふうに書いている。


この病院の入院は震災の四、五ヶ月前が最後だが、結局、強制退院になり、その後の外来治療の途中で震災がきた。

何が最悪って、薬、薬、薬、セルシン（ベンゾ系抗不安薬）点滴、また薬の毎日だったこと。看護師は田舎のおばちゃんそのもので、男性看護師も女性看護師も上から目線。言葉遣いも命令口調。不安や疑問を訴えると、また薬。

この病院に長年入院しているベテラン患者さんからのアドバイスで、「看護婦さんに、頭にきても言っては駄目だ。閉鎖に入れられっから我慢しろ」と。「看護婦の顔色見てしゃべれ」と。

しばらくは、おかしい、こんなの看護じゃないと思っても我慢していた。でも、感情のコントロールがきかない状態のときに、看護師の「薬、飲む？」の、いつもの言葉に私はキレた。

「あのさ、薬の前に看護師としてやることあるんじゃないの？　患者が何に不安もってるとか興味ないの？　患者の話聞くのも看護じゃないの？　これがこの病院の精神看護なの？　水中毒[*3]の患者の行動も観察しないでアセスメントしてんの？」などなど意見した、大声で。

すぐに夜勤の医者が来て、すったもんだしたあげく、「こんな、やくざ女はこの病棟においとけない。退院しなさい」「おかしいなあ、解離性[*4]のなんとかとはカルテに書いてないけど」とブツブツ言っていた。

呼び出された母はオロオロ。一晩閉鎖病棟に入院し、退院となった。地元の病院でもあるし、近所にこの病院のヘルパーをしているおばさんもいたし、はらわたが煮えくり返るくらい悔しい体験だが、悪い思い出として我慢するしかなかった。

震災、そして断薬へ

山路さんも書いているように、その後、東日本大震災が起きた。二〇一一年三月一一日。

震災のゴタゴタでこの病院に通えなくなった。この病院だけでなく、どの病院も混乱の極みである。幸い手元にまだ薬は残っていたが、ふと山路さんは思った。これを機会に薬を見直したほうがいいかもしれない。二〇代の頃、やはり不眠症で一度だけ行ったことのある歴史の古い病院のことを思い出した。あのとき、薬は一粒も処方されなかった。アルコール依存症の治療に力を入れている病院である。ここなら何とかなるかもしれない。

さっそく受診をすると、担当した医師はあっさりこう言ったという。

「あなたはオーバードーズ、処方薬依存。自分でもうわかってるよね、このままじゃいけないって。看護師なんだから自分で調べたことない？　断薬しよう」

処方薬依存――。

山路さんはうすうす感づいていたが、両親は大きなショックを受けた。娘の度重なる異常な行動の原因が、うつ病ではなく、病院からもらった薬によるものと判明したのだ。それまで、神にすがる思いで通院させていたのだから、それこそ青天の霹靂である。母親は即、家中にある薬という薬を捨てた。そして山路さんは、薬の残りをそっと隠した。そのときになってもまだ薬への依存が、そういう行動をとらせたのだ。

山路さんは、入院費用のことを考えて、最初は家で減薬、離脱症状を乗り越えようと考えた。しかし、最初の診察で、そのとき飲んでいた二〇錠の薬が抗うつ薬一錠に減らされた。いきなりの大量の減薬に、「とても無理」と思ったが、案の定たいへんな状態となり、思わず隠しておいた薬を一シート飲むというオーバードーズをしてしまった。一週間こらえたが、結局、親戚から借金をして入院を決意する。以下、山路さんのメールより。

入院して三日間は、日に点滴三本流して、体内の薬物成分を洗い流しました。離脱初期は吐くし、食べられないので、点滴は体の負担にはいいかと思います。そのかわりトイレに何回も行きました。

私は離脱のとき、セルシン（ベンゾ系抗不安薬）一錠のみ許されました。夜間、胸のザワザワと発狂でつらいとき、セルシンを希望しました。しかし、看護師は必ず、どんな症状か、ほんとに今セルシンが必要かなど考えさせてから、くれるのです。

この病棟の看護師さんは信頼できました。離脱がつらくて発狂するのを押さえつけることはなかった。すごい暴言を吐いて、看護師さんと喧嘩したけど、毅然とした対応だった。なんというか、面食らった。

とにかく、すべてのことに過敏になり、二人部屋でしたが、同室者の化粧の臭いに吐き気を感じたり、音、光が耐えられない。すぐ個室に移してもらった。発狂のピークがすぎると、自分の暴言で夜勤の看護師さんを傷つけてしまったと、今度は後悔の感情をぶつけた。

看護師さんは、タイミングを見ていたのかな。少し話が聞けるタイミングで、

「大丈夫。さっきの暴言や態度は、山路さんのせいではないの。これが離脱なの。ここを越えるため、つらいけど頑張ろう。山路さんは悪くない。悪いと思ったら、あとで落ち着いたときに謝ればいいだけ。離脱がそうさせてる。そのための入院なんだから」

一日一錠のセルシンでしたが、二週間経ったところで、体から薬が抜けてきた感覚になり

（離脱のすごいのが治まった感じ）、ここで今度はセルシンも断薬しました。セルシンの離脱症状もありましたが耐えられました。

でも、不眠はずっと続き、夜中はナースと人生についてしゃべってました。他の患者もいて、世間話して、患者同士の追体験で励まし合ったり。ただもう何日も眠れなくて、三週間すぎた頃、コントミン（定型抗精神病薬）12・5㎎を処方されました。

離脱を体験した患者同士で励まし合えたのも大きかった。患者同士、いろんな病院でいやな思いをしたことを言い合ったり、薬を飲みたい衝動を隠さなくてもよかったし、グループミーティングに参加して、苦しいとか、うれしいとか、ここまで頑張ったとか思いを表出できたし、他の患者の抱える悩みを聞いて、私だけじゃないと思えたりもしました。

ここの看護師さんは、精神科では珍しく、私たち患者を人間として扱ってくれた。私も看護師だからと、仕事復帰後のことも相談にのってくれました。依存症のメカニズムやＡＣ（注・アダルトチルドレン。「機能不全家庭で育ったことにより、成人してもなお内心的なトラウマをもつ」という考え方、現象、または人のことを指す）との関連など、院長の勉強会も役に立った。

とにかく、依存症についての徹底した学習があり、目からうろこでした。

そうして山路さんは、二ヶ月でこの病院を退院した。

しばらく外来に通院したが、少しずつ病院から足が遠のき、それに伴い服用していたコントミンも自己判断で中止とした。とくにつらい症状は出なかったが、胸のザワザワ感はずっと（今も）残っている。離脱症状も続いた。うつ、不眠、パニック。電車に乗れない。人と会う気がしない。

したがって、退院してから一年半というもの、ほとんど外出することもなく家にひきこもった。両親以外、しゃべることもない。ただ食べて、細切れの眠りを繰り返した。それでも、眠れない恐怖、不安に縛りつけられていたこの二〇年に比べれば、不安はあっても、恐怖を感じることはなくなった。二、三時間の眠りでも、目覚めはすっきりしている。ただ、友だちが一人もいなくなった。生産性のない自分の存在に嫌気がさす。絶望感にときおり押しつぶされそうになる。

私が山路さんからメールをもらったのはそんなときだった。

二〇一三年三月五日。この日にまず二通。翌日にまた二通。そして七日には八通。八日にも七通。そんな感じで、思い出したことを立てつづけに送ってくるようになった。

浦島太郎

《三月六日》

昨晩は久しぶりに（メールで）気持ちを出したせいか、ぐっすり眠れました。

一年半、親としか話をしてない状況って、異常ですよね。ACそのものなんだけど。

貯金もなくなって、病院に通うお金がないので、薬を欲しいと思わないのかもしれません。

両親も断薬前は、一日二〇錠もの薬を飲む姿を知っていても、それが正しい治療だと医者を信頼していました。

断薬させてもらった病院は古い病院と建物だったけれど、病棟の看護師はちゃんと精神科看護の教育を受けているようで、すごくよかったです。アルコール依存と薬物依存は同じということで、一緒の病棟でした。自分はお酒は少ししか飲めないので、断酒の苦しさを見て怖くなり、退院してからは料理に酒を入れるのも気がすすまないです。

入院中は、紹介されてＮＡ（九一頁参照）に参加しました。退院後は電車に乗れないので、行っていません。また、自分と同じ断薬に成功？した女性が一人いましたが、中心となっていたメンバーが、覚せい剤の話を生々しく自慢げに話すので、なんか、気持ちが受けつけなく、怖くて……。アルコールも処方薬も覚せい剤も、依存という同じ病気だと理解しようと努力したけど、具体的に覚せい剤について体験談を話されると具合が悪くなりました。

ちょっと、ひと休みします。


こんなふうに山路さんは細切れに、休み休み、私にさまざま伝えることで、自分の心と対話して、頭を整理していったのだろう。小さい頃からの病気のこと、向精神薬を飲みはじめてからのこと、看護師という仕事について、人生について……。山路さんのメールアドレスには「urashima」（浦島）という言葉が入っていた。どういう思いでその言葉を選んだのか。一年半のひきこもりからようやく外の世界に踏み出して、まるで浦島太郎のような気分がどこかにあったのだろう。

ところで、さまざまな病気、たとえば、フォン・ウィルブランド病は、思春期のころ初潮を迎えることで症状はなくなっていったという。また、肝機能も、副作用は大きいものがあったもののインターフェロンが功を奏して、今のところ検査数値は正常とのことだった。弱い肝臓に、向精神薬がどんな作用を及ぼしたのか。あれだけたくさんの薬を処方しながら、肝臓の検査をしたのは、最後の断薬をした病院だけだったという。

《三月六日》

看護師になったとき、使命感とかたいそうなものはなかったけど、患者に害にならない、患者側に立った看護をしたいと思った。

わかってはいた、激務だと。交代制で、日勤は八時から五時半まで。しかし、実際は、その日のオペや治療の準備や入院患者さんの状況の把握もするから、朝七時半には出勤を強いられた。オペや抗がん剤治療している患者さんは、展開が早いから情報を得るのは当然だし、ミスを防ぐためには大事な時間。

日本の医療に限定して考えてはいけないのかもしれないが、この過酷な労働のなか患者側に立った医療なんて難しいんだなと実感した。

「先生、患者さんが不穏です。不安と不眠を訴えてます。お話は聞きましたが、どうしましょう」「じゃあ、デパスとマイスリー、出しとくよ」とドクター。患者さんはありがとう、と。

これが看護なのか。しかし、これが現実。私も、加害者なのかもしれない。

《三月七日》

今日、断薬した病院に電話しました。ひきこもりになったこと。気づいたら友人がいなくなっていたこと。もう一度社会に出て働いてみたいこと。電話で話しました。楽になりたい……と思う。でも、こんだけ、たくさん病気して、絶望してはいあがって、生きてるってことは何か意味あるのかなとも思う。

田舎のクリニックは新装開店したクリニックだった。パキシルが開始になり、(なんの薬を何錠内服していたか記憶がない) 攻撃的というか、変化していった。

自殺未遂、友だちへの電話攻撃、汚い言葉でののしる。攻撃したあとは、甘えだす。家のガラス窓を壊し、屋根にのぼりだす。母親はおがみ屋に相談に行きだした。穏やかでおっとりした人間が、こんな攻撃的な人間になったんだから、そりゃ誰も敬遠するよな。

断薬後、五年つきあった彼氏と別れた。「薬やめたら、つまんない人になったね」とそいつが言いだした。断薬して嗜好が変わったのか、私も生理的に受けつけなくなった。

友だちいないのって淋しい。情けない。生産性のない自分が情けない。まともになってきたのかな。もう、こんな年齢になって、遅い。

《三月八日》

昨日病院に電話したところ、入院当時のケースワーカーさんではなかったけど、相談にのってもらいました。

電車に乗れなくなり通院も無理で、経済的に苦しく市役所にも相談したこと。退院後はひきこもりになったこと。友だちがいないことに最近ようやく気づいたこと。生産性のない自分の存在に嫌気がさしてきた、絶望感がときおり半端なく襲ってくる。何とかしたいと思うが、また違う病院に診察に行くと、薬物治療の始まりだから、それはいやだなと。

生産性がなく自分に絶望して死にたくなると話したら、電話して今の状況をきちんと話せてるのだから、大丈夫、生産性はあると言われた。ひきこもりは、私にとって、意味のある行動だと。ひきこもることによって薬物から自分を防御し守ったと言われました。

散歩してきました。風が強かったけど気持ちよかった。三〇分歩き、じとっと汗かきました。休んで、また歩き、図書館に入ってみました。体中の細胞が急に目覚めたのか、フワフワ、チカチカしてきたので、今日は三キロほどでやめました。下肢がジワジワ痛いけど、すごい進歩です。昼寝やめて、日常生活のリズムを取り戻すことから始めます。

《三月九日》

今日は花粉がすごかった。

昼から夕方まで散歩したり図書館で過ごしたり、だいぶスッキリしています。アトピーがまたひどくなってきて、花粉はキツイけど、動いたあとも、眩暈やふらつきもなく気持ちよかった。司馬遼太郎の本を借りてきました。歴史小説は昔から好き。

かこさんにしつこく聞いてもらっていると思うと、頭の中もスッキリしてきて、私、まだ、やれるんじゃないかなって自信が芽生えた。まだ後遺症？みたいな症状と付き合わなきゃいけないけど、自分を大事にしよう。

《三月一一日》

二日続けて、二時〜六時まで覚醒することなく眠れた。当たり前のことなんだろうけど、自分にとっては久しぶりのことなので自信につながる。眠いっていう感覚が戻ってきたのかな。

鏡を見ると、ため息しか出ない。この二年間、まったく手入れをしていなかったので、しみが増えた。おしゃれには気を遣うほうだったのに、まったく、女を捨てたおばちゃんになってる（笑）。何やってんだろ、って思う。被災して頑張ってる人がいるのに、何やってんだろって。健康を取り戻したら、役に立ちたい……。

《三月一二日》

依存症になってしまったら。再発を防ぐには、学習って大事だと思う。

離脱中は、何でも、医療側の責任だろとか、厚労省もなんとかしろよとか、相手に対する怒りだけだった。しかし、自分のなかでは甘い考えもあった。二〇錠精神薬を内服してたら、やっぱり異常だよ。でも、これを飲めば仕事ができるって、あえて無視したもの。

依存って、薬に支配されてる感じで逆らえない。おかしいと思っても、逆らえない。テレビでＯＤの特集を見ても、私は違うって打ち消していた。学習して予防にもっていかないと、防げないと思う。私は一人じゃ、あの離脱を越えられなかった。自分が犯罪者になったようにも感じたし。

私は我慢強いというか、あまり苦しさを訴えないで耐えてしまい、自分を追い込むタイプの人間だと、入院中指摘された。すさまじい離脱で看護師と何度かぶつかったけど、それでも、訴えは少ないと指摘され、「我慢しないで」と看護師に言われました。

ACの言葉は知っていたけど、機能不全家族のことを知る機会にもなった。私は完全な機能不全の家族のなかで育ったから。そこから改善しないと、生きにくさは解決しないんだなと初めて知った。院長のACの講義はわかりやすかった。生まれてからずっと病気で入院も多かったから、大人の顔色をうかがうのが当たり前で、運動は苦手だから勉強は頑張んなきゃとか、ドクターを困らせてはいけないとか、子どもながらに思った。

父は昭和の昔の男って感じで、偏屈で絶対的で苦手でした。DV傾向にあり、母によく手をあげていた。今も手をあげます。しつけは厳しかったと思う。しかし、私が高校生のとき、突然、別の女と暮らしだし、以後、別居となった。

父と母が再び同居したのは最近です。父と母は今でも不仲で、私と母は、父の顔色見ながら怒らせないように気をつけています。私の病気の治療には積極的ですが。弟もいるけど、今はまったく別の生活。家の中で居づらさを感じ、東京に独断で引っ越したときは、家族のしがらみみたいのから解放されホッとしました。母と私は共依存……そのものだと思う。
断薬した病院の看護師は、私の生きにくさはACからきている部分もあるから、ACの自助会に参加してみたらいいと勧めてくれた。生きにくさを自分で変えていかないと、性格のくせ、みたいなものも変えていかないと、駄目なんだなと思う。

山路さんは書くことで自分自身を振り返り、分析し、ひきこもりから外の世界に出る準備をしていたのだろう。本人は意識していないながらも……。同じ三月一二日のメールを読んで、私は、モゾモゾと暗闇から動き出した山路さんの始動を感じ取った。

じつは、面接が決まりました。もうお金の余裕なくて……。パソコン、携帯の料金が払えなくなるので、働かなきゃ。
〇〇というところの老健施設です。××方面は通勤電車が混むので、比較的、混まない方面に行こうかなと。
《三月一五日》
この頃、これからは身の丈に合った生き方というか、生活しようと思いまして……。病気になったとしても身の丈に合った治療にしたいなと……。能力以上のものを追求しないで、今もっている能力、今もっている力の範囲内で、頑張れたらいいのかなと……。

振り返ると、いつも何か求めてきて、頑張って手に入れたと思ったら、もう疲れてしまっていて……の繰り返しだったから。治療も、身の丈に合った治療というか、あまり多くを望まないで流れにまかせたいです。そのほうが心に優しい生活が送れるんじゃないかと。

今日、面接に行ってきました。田舎の老健施設です。

ものすごく緊張しました。私は、おっとりしているほうですが、早口になってしまいました。でも、自信もてましたよ。薬なくても、緊張に耐えられるんだなと……。かこさんがブログで書かれていましたよね、変な人でもいいって。薬で完璧な人間になろうとしていたんだと思います。三〇代から四〇代になったことで、求めるものも変化したんだと思う。

ちょっと変わった人でいいんじゃないかって思います。

《三月一九日》

なんとか仕事決まりそうです。体力つけないと何もできないと思い、毎日、山の中のジョギングコースを散歩してます。八キロぐらい早足で歩くと、夜中はぐっすり眠れます。なんでこんなに単純な不眠の解決法に気づかなかったのか、笑ってしまいます。今度、仕事でストレスがたまったら、とにかく歩こうと思います。

《三月二四日》

明日から仕事です。不安がたくさんで……。何せ、しらふで仕事したことないから……（笑）。

かこさんに初めてメールしたとき、ほんとに、疲れて、絶望して、社会からおいていかれたような孤独で潰されそうだったけど、また、これから少し進めればいいと、たくさん勇気もらいました。ありがとうございます。

《三月二五日》

初日、終わりました。疲れました（笑）。

朝、通勤の電車のなかで、緊張のため、ムカムカしたり、やたらあくびが出たりしましたが、大丈夫でした。不思議と、薬を飲まなくても大丈夫と自信みたいなものがありました。田舎の施設なので、あまり飾らなくていいし、病院とは違いのんびりしているので大丈夫そうです。

自分は、もっとキツイ感じの人間だったんではないかと思いながら、今は本当にソフトになったなあって思います。

《三月二八日》

こちら東北地方もだいぶ暖かくなりました。桜はまだですが、久しぶりに季節を実感しています。仕事は病院とは違い介護が中心で、時間配分もゆったりしているので、ゆっくり覚えていけばよく気楽です。

看護師は私と同年代か年配の方々で、柔らかい雰囲気なので助かっています。だんだん緊張せず職場の方と話せるようになってきました。記憶する、覚えるということを心配していましたが、なんとか大丈夫そうです。少しずつ少しずつ慣れていければと思っています。

夜は二時間おきに中途覚醒しますが、なんとか眠れています。睡眠薬なしで普通の生活が送れるのか、また眠れない怖さでいっぱいになるんじゃないかという不安はまだあります。この不安に上手に対処していければ、気持ちが楽になるんだと思います。

依存は、なってしまったら復帰後もつきまとうんだなと実感しています。ただ、今は、親以外の人との会話で普通に笑って受け答えできてることが、すごくうれしいです。仕事上でも、なんでもない挨拶や頼まれごとや頼みごとなどのやりとりが、とてもうれしいです。

すごくすごく長いトンネルを抜けたのかもしれないと思っています。

対面

そして、私は山路さんに二〇一四年の一月に実際会うことができた。私がときどき開いている会(離脱症状について話したり、情報交換をしたりするための会)にわざわざ東北から、仕事の調整をして、足を運んでくれたのだ。

自ら目立つようなことはせず、芯のしっかりした女性という印象だった。この人が、屋根にのぼって大騒ぎをしたとはとても想像できない。それくらい薬は人を変えてしまうということだろう。

体調はほぼ戻っているようだった。参加者からの質問にもていねいに答えていた。看護師としての仕事も、身の丈に合わせて無理なくこなしているようである。

また、四月には、私がこの本の取材のために、山路さんに会いに出かけた。喫茶店で四時間も話しただろうか。一月の頃よりさらに落ち着いた雰囲気で、仕事に対する自信のようなものが感じられた。結婚？　したいですよ〜、と笑いながら言った言葉が印象に残っている。

再生の物語

山路美和さんの例は、第三章で紹介した柳田美智子さんのその後を想像させる物語である。柳田さんは離脱症状を抱えながらも、依存症専門病院を二〇一四年の七月中旬に退院した。二人とも看護師（柳田さんは健康を取り戻したら、勉強しなおす予定）、断薬した病院も、依存症（おもにアルコール）専門の病院という点も共通している。

現在、日本には処方薬依存を専門にきちんと扱える病院は（おそらく）存在しない。一応、平成一八年の厚生労働省が行った「精神・障害保健課調査」によれば、アルコール依存症専門病床は日本全国に三三九四床、アルコールと薬物の両方を治療する病床は五六六床、薬物依存症専門病床は一九〇床ということになっているが、その薬物依存症専門病院といえども、実際の治療は、他の薬への置換で終わってしまったり、長引く離脱症状を精神疾患の症状とされてしまう可能性は否定できないのだ。

一度、処方薬による依存ができてしまうと、そこから抜け出すのは至難の業である。山路さんが院長の話を聞いて伝えてくれたことだが、「依存症は、三分の一が回復、三分の一が再発、三分の一が不明（患者が来なくなったり自殺したり）」ということだ。つまり、断薬できる確率は三分の一である。

この本には、単に薬をやめることに成功しただけでなく、自分の人生を振り返り、薬を飲む以前よりさらに一回りも二回りも成長することのできた人たちが登場している。試練を乗り越えるということのなかには、己を見つめ直し、そこから何かを学ぶというプロセスが含まれる。しかし、だからといって、人はこのような「薬害」を経て、成長すべきものではないというのはいうまでもない。

ここに登場してくれた人たちは、まぎれもない薬害の被害者であり、精神医療そのものの犠牲者である。そのことで一度は躓きながらも、それでも這い上がってきたそのときは、一種の「生まれ変わり」を果たしているといってもいい。ベンゾの断薬で死を意識するほどの状態にまで陥ったある男性は、断薬後、勤め人には戻らず、農地を手に入れて、無農薬の野菜づくりに取り組むようになった。また、断薬から二年後、これまでの生き方を見つめ直して、ある宗教組織からの脱会を決意した女性もいる。

向精神薬との闘いは、ときに人に大きな転換を与えることがある。せめて、それくらいの恩恵があっていい。苦しい闘いをそういうことで肯定できる。せめてそう思わなければ、理不尽な「治療」によって追い詰められた結果のあの苦しさは何の意味もないことになってしまう。

＊1――二〇一六年にベゲタミンは販売中止になっている。

＊2――パキシルなど抗うつ薬の効果はプラセボによるものとコラム2（七三頁参照）で書いたが、山路さんの場合、プラセボ効果もさることながら、インターフェロンの副作用によるうつ病なので、抗うつ薬が一時的にも劇的に効果を発揮したのかもしれない。

＊3――水中毒は、一つには抗精神病薬の副作用（抗コリン作用によって口が渇く）として現れる症状で、その名の通り過剰に水分を摂取する行為をいう。人によっては一〇リットル、あるいはそれ以上の水を飲み（ときにトイレの水さえ飲んでしまう）、結果的に血液が薄まって低ナトリウム血症やけいれんが生じ、重症化すると死に至るケースもある。単に口が渇くから飲むというより、水への執着のため、飲水を禁止しても隠れて飲んでしまうなど、依存症の治療が常にそうであるように、改善には困難を伴う。

＊4――山路さんが、人格が変わってしまったかのように看護師に文句を言ったので、医師はそれを薬の副作用ではなく、また新たな病気の症状――解離性の症状と考えたのだろう。しかしカルテにはそれを匂わせるような記述はなかった。当然である。解離性ではないからだ。

■引用・参考文献

青山（上原）久美「精神科医の学び舎としての依存症医療――処方薬依存症者の治療から」第108回日本精神神経学会学術総会シンポジウム
アシュトン、ヘザー／別府宏圀、田中勵作監修、田中涼、ウェイン・ダグラス訳『ベンゾジアゼピン――それはどのように作用し、離脱するにはどうすればよいか』（通称『アシュトンマニュアル』）、二〇一二年（ウェブ上無料公開）
伊豫雅臣、中込和幸監修『過感受精神病――治療抵抗性統合失調症の治療・予防法の追求』星和書店、二〇一三年
ウィタカー、ロバート／小野善郎監訳、門脇陽子、森田由美訳『心の病の「流行」と精神科治療薬の真実』福村出版、二〇一二年
ウォッターーズ、イーサン／阿部宏美訳『クレイジー・ライク・アメリカ――心の病はいかに輸出されたか』紀伊國屋書店、二〇一三年
カーシュ、アービング／石黒千秋訳『抗うつ薬は本当に効くのか』エクスナレッジ、二〇一〇年
加藤忠史『うつ病治療の基礎知識』筑摩書房、二〇一四年
神田橋條治「ほんとの対話　『精神科セカンドオピニオン』書評」『こころの科学』二〇〇九年一月号
誤診・誤処方を受けた患者とその家族たち＋笠陽一郎編著『精神科セカンドオピニオン――正しい診断と処方を求めて』シーニュ、二〇〇八年
嶋田和子『ルポ精神医療につながれる子どもたち』彩流社、二〇一三年
前進友の会編集・企画『懲りない精神医療――電パチはあかん!!』千書房　二〇〇五年
高木俊介「抗精神病薬の神話――統合失調症に対する薬物治療への盲信から脱するために（前編）」『統合失調症のひろば』二〇一三年春号
高木俊介「抗精神病薬の神話――統合失調症に対する薬物治療への盲信から脱するために（後編）」『統合失調症のひろば』二〇一三年秋号

辻敬一郎、田島治「ベンゾジアゼピンの依存と離脱症状」『臨床精神医学』二〇〇六年一二月号
適性診断・治療を追求する有志たち編著『精神科セカンドオピニオン2　発達障害への気づきが診断と治療を変える』シーニュ、二〇一〇年
戸田克広「ベンゾジアゼピンによる副作用と常用量依存」『臨床精神薬理』二〇一三年六月号
冨髙辰一郎『なぜうつ病の人が増えたのか』幻冬舎ルネッサンス新書、二〇一〇年
長嶺敬彦『抗精神病薬の「身体副作用」がわかる』医学書院、二〇〇六年
長嶺敬彦『予測して防ぐ抗精神病薬の「身体副作用」』医学書院、二〇〇九年
日本生物学的精神医学会編『薬物依存と脳障害』学会出版センター、一九九六年
野田正彰『うつに非ず』講談社、二〇一三年
野村総一郎『うつ病をなおす』講談社現代新書、二〇〇四年
ヒーリー、デーヴィッド／林建郎、田島治訳『抗うつ薬の時代〈うつ病治療薬の光と影〉』星和書店、二〇〇四年
ヒーリー、デイヴィッド／田島治監修、谷垣暁美訳『抗うつ薬の功罪』みすず書房、二〇〇五年
フランセス、アレン／大野裕監修、青木創訳『〈正常〉を救え』講談社、二〇一三年
ベグリー、シャロン「「抗鬱剤神話」の憂鬱なジレンマ」『ニューズウィーク日本版』二〇一〇年三月一〇日号
松本俊彦他「わが国における最近の鎮静剤（主としてベンゾジアゼピン系薬剤）関連障害の実態と臨床的特徴――覚せい剤関連障害との比較」『精神神経学雑誌』二〇一一年第一一三巻第一二号
松本俊彦「処方薬乱用・依存からみた今日の精神科治療の課題：ベンゾジアゼピンを中心に」『臨床精神薬理』二〇一三年六月号
水野昭夫『脳電気ショックの恐怖再び』現代書館、二〇〇七年
メダワー、チャールズ他／吉田篤夫、浜六郎、別府宏圀訳『暴走するクスリ？――抗うつ剤と善意の陰謀』特定非営利活動法人医薬ビジランスセンター　二〇〇五年
レーン、クリストファー／寺西のぶ子訳『乱造される心の病』河出書房新社、二〇〇九年

嶋田和子（しまだ・かずこ）

一九五八年生まれ。早稲田大学卒業。一九八七年からフリーのライター。二〇一〇年六月にブログ「精神医療の真実　フリーライターかこのブログ」を立ち上げて体験談を募る。

主著：『私たちが、生きること』（ありのまま舎編、新潮社）、『大きな森の小さな「物語」――ハンセン病だった人たちとの十八年』（文芸社）、『ルポ精神医療につながれる子どもたち』『発達障害の薬物療法を考える』（以上、彩流社）、『〈向精神薬、とくにベンゾ系のための〉減薬・断薬サポートノート』（萬書房）。

連絡先：kakosan3@gmail.com

精神医療の現実

――処方薬依存からの再生の物語

二〇一四年一一月二〇日初版第一刷発行
二〇一八年一〇月一〇日初版第二刷発行

著者　嶋田和子
装幀　西田優子
発行者　神谷万喜子
発行所　合同会社　萬書房
〒二二二－〇〇一一　神奈川県横浜市港北区菊名二丁目二四－一二－一〇五
電話　〇四五－四三一－四四二三　FAX　〇四五－六三三－四二五二
yorozushobo@tbb.t-com.ne.jp　http://yorozushobo.p2.weblife.me/
郵便振替　〇〇二三〇－三－五二〇二二
印刷製本　モリモト印刷株式会社

ISBN978-4-907961-02-2　C0036